포인트 크롬 요법 강론

포인트크롬 요법 강론

발행일	2025년 5월 9일		
지은이	주인용		
펴낸이	손형국		
펴낸곳	(주)북랩		
편집인	선일영	편집	김현아, 배진용, 김다빈, 김부경
디자인	이현수, 김민하, 임진형, 안유경	제작	박기성, 구성우, 이창영, 배상진
마케팅	김회란, 박진관		
출판등록	2004. 12. 1(제2012-000051호)		
주소	서울특별시 금천구 가산디지털 1로 168, 우림라이온스밸리 B동 B111호, B113~115호		
홈페이지	www.book.co.kr		
전화번호	(02)2026-5777	팩스	(02)3159-9637

ISBN   979-11-7224-616-7 03510 (종이책)   979-11-7224-617-4 05510 (전자책)

(주)북랩 성공출판의 파트너

북랩 홈페이지와 패밀리 사이트에서 다양한 출판 솔루션을 만나 보세요!

홈페이지 book.co.kr   •   **블로그** blog.naver.com/essaybook   •   **출판문의** text@book.co.kr

작가 연락처 문의 ▶ ask.book.co.kr

작가 연락처는 개인정보이므로 북랩에서 알려드릴 수 없습니다.

자석과 색채로 기의 흐름을 조절하는 치유 혁명

포인트크롬 요법 강론

주인용 지음

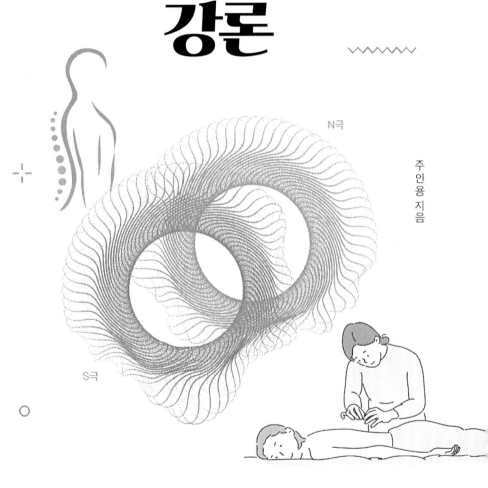

N극

S극

북랩

감사의 글

이 책이 세상에 나올 수 있도록 가장 큰 힘이 되어 준 사람, 바로 저의 아내 김현선에게 감사의 마음을 전합니다.

2년에 걸쳐 글을 쓰며 내용의 일관성을 놓치는 순간도, 자료가 부족한 부분도 많았습니다. 하지만 밤낮을 가리지 않고 원고를 세심히 수정하고, 부족한 자료를 찾아 채워 준 아내의 노력은 이 책의 완성에 없어서는 안 될 부분이었습니다.

김현선의 헌신과 열정이 없었다면 이 책은 미완의 초고로 남아 있었을 것입니다. 책의 곳곳에 그녀의 정성과 사랑이 배어 있음을 느낍니다. 다시 한번 깊은 감사의 말씀을 전하며, 이 책을 건강에 관심 있는 독자들과 함께 나누고 싶습니다.

2025년 5월
주인용

서문

　현대의학은 풍부한 경험과 첨단 과학 기술의 발전을 바탕으로 놀라운 성장을 이루어 왔다. 특히, 분자의학은 생물학적 분자와 세포 수준에서 질병을 이해하고 치유하는 데 초점을 맞춘 의학 분야로, 유전성 질환과 암의 진단 및 치유에서 핵심적인 역할을 하고 있다. 이러한 혁신은 인간의 삶의 질을 지속적으로 향상시키는 데 크게 기여해 왔다. 따라서 오늘날의 의학은 분자의학의 시대라고 할 수 있다.

　이에 반해, 포인트크롬 요법은 다양한 대체의학 중에서도 양자의학에 속하는 분야로, 양자의학에 대한 이해 없이는 온전히 이해하기 어렵다. 일반적으로 사람들은 익숙한 지식과 경험을 바탕으로 새로운 현상을 판단하는 경향이 있다. 그러나 과학이 발전하려면 새로운 개념을 받아들이는 태도와 지속적인 연구가 필수적이다. 의학도 예외는 아니며, 특히 동양의학은 지속적인 연구와 탐구가 요구되는 학문이다.

　동양의학에서는 인간을 소우주에 비유한다. 우주의 신비를 완전히 이해하기 어려운 것처럼, 인간의 몸도 모든 작용을 완벽하게 설명하기는 어렵다. 특히 기(생체 에너지)와 경락의 개념은 오랫동안 실체를 증명하기 어려웠다. 그러나 북한의 김봉한 교수는 경락의 실체를 과학적으로 연구한 인물로, 서울에서 성장하여 경성제국대학 의학부를 졸업한 후 한국전쟁 당시 월북하여 평양의학대학에서 생물학 교수로 활동했다. 1956년 북한이 한의학의 과학화를 정책적으로 추진하면서 김봉한 교수는 이 연구의 중심인물이 되었고, 1961년부터 1965년까지 경락의 실체에 대한 연구 논문 5편을 발표하며 경락연구원 원장으로 임명되었다.

김봉한 교수와 그의 연구진은 경락이 실체적 구조를 가진다는 연구 결과를 발표했지만, 당시에는 학계에서 큰 주목을 받지 못했다. 그러나 몇 년 전 서울대학교 한의학물리연구실의 소광섭 교수팀이 이를 과학적으로 연구하여 객관적 실체임을 입증하면서, 동서양을 막론하고 경락에 대한 이해가 점차 깊어지고 있다.

포인트크롬 요법은 육체적·환경적 스트레스로 인해 과부하가 걸린 인체의 기와 경락을 정상적인 상태로 회복시켜 자연치유력을 높이는 것을 목표로 한다. 이 요법은 난치성 질환과 증후군, 그리고 수술이 필요 없는 여러 질병을 간단하고 효과적으로 치유하여 건강한 삶을 유지하는 데 도움을 준다. 지난 20년 동안 이 요법을 개발하고 다양한 환자들에게 적용해 온 경험을 바탕으로, 포인트크롬 요법은 인간이 본래 부여받은 최대 수명(약 120년)을 건강하게 유지하는 것을 궁극적인 목적으로 한다.

포인트크롬 요법은 인간의 삶을 건강하고 풍요롭게 하는 데 기여하며, 난치성 질환에서부터 일상적인 건강 관리까지 폭넓게 활용될 수 있다. 이 책은 포인트크롬 요법의 철학과 주요 개념을 소개하며, 이를 통해 독자들에게 자연치유력을 활용한 건강 관리의 새로운 가능성을 제시하고자 한다. 더불어 수기요법, 식품 및 약재를 활용한 통합적인 치유법에 대한 실질적인 지침을 제공하여, 포인트크롬 요법을 폭넓게 이해하고 적용할 수 있도록 돕는 것을 목표로 한다.

2025년 5월
주인용

이 책은 건강을 바라보는 전통적 관념을 뛰어넘어 동서양 의학의 경계를 허물며 치유의 새로운 패러다임을 제시합니다. 인간의 몸, 마음, 그리고 우주 만물은 서로 긴밀하게 연결되어 있는 하나의 유기체입니다. 그래서 질병은 단순한 증상이나 국소적인 문제가 아니라, 전체적인 균형의 불일치로 설명됩니다. 저자는 이처럼 음과 양, 생체전류의 미묘한 상호작용을 통해 자연치유의 근본 원리를 탐구하며, 현대인의 건강 문제에 대한 신선한 해법을 제시합니다.

특히 이 책은 전통 한의학과 현대 과학의 접점을 섬세하게 탐구하여 문제가 발생한 신체의 균형을 어떻게 회복할 수 있는지에 대한 깊은 통찰을 제공합니다. 포인트크롬 요법이 제시하는 '전체론적 치유'는 단순한 증상 완화가 아닌, 인체 본연의 조화로운 에너지를 회복시켜 근본적인 건강을 되찾게 하는 데 초점을 맞추고 있습니다. 독자들은 이 과정을 통해 자신의 몸을 다시 한번 성찰하고, 평소 간과했던 자연의 균형과 치유의 원리를 몸소 체험하게 될 것입니다.

또한, 이 책은 신체 골격과 생체 전류 그리고 물질의 이온화 경향 등 과학적 원리를 바탕으로 한 실질적인 적용법을 제시합니다. 이를 통해 단순히 이론에 머무르지 않고 실제 생활에 접목할 수 있는 구체적인 치유 방법들을 배울 수 있습니다. 독자가 직접 자신의 건강을 관리하고 증진시키는 데 있어 큰 영감을 줄 뿐 아니라, 대체의학에 대한 폭넓은 시각을 제공하는 귀중한 자료입니다.

　마지막으로, 건강이라는 삶의 근본적인 가치를 재조명할 수 있도록 돕는 이 책은 단순한 치유법 안내서를 넘어 인간과 자연 간의 깊은 연관성을 성찰하게 하는 철학적 여정이기도 합니다. 이 저작은 몸과 마음을 하나의 유기체로 바라보며, 조화와 균형의 의미를 새롭게 조명했습니다. 이는 건강과 치유를 탐구하는 이들에게 깊은 통찰을 제공하는 귀중한 안내서입니다.

2025년 3월 30일

사단법인 한국약용작물교육협회 회장

성결대학교 산학협력단 약용작물산업학과 겸임 교수

원광대 한의학 박사 강재구

주인용 원장님을 만나고, 제 삶에 기적이 일어났습니다.

저는 고등학교 시절부터 30년간 만성 축농증으로 고생하며 세 번의 부비동 수술을 받았습니다. 마지막 수술 이후에도 상처가 아물지 않아 코피와 호흡 문제로 어려움을 겪던 중, 어머님의 권유로 주인용 원장님의 포인트크롬 시술을 받게 되었습니다. 첫 시술만으로 막혔던 코가 뚫렸고, 5회의 치료 끝에 완전히 회복되는 기적을 경험했습니다. 지금은 자유롭게 코로 숨을 쉬며 건강을 되찾았습니다.

놀라운 점은 여기서 그치지 않았습니다. 초기 당뇨 증상을 앓고 있었던 저는 음식 조절에 어려움을 겪었는데, 원장님의 치료를 통해 당뇨도 극복할 수 있었습니다. 과체중이었던 체중도 포인트크롬 시술만으로 5kg이나 감량할 수 있었습니다. 평소대로 음식을 섭취했는데도 시술만으로 체중이 줄어든다는 점이 정말 놀라웠습니다. 거칠거칠했던 손발의 피부 역시 포인트크롬 시술을 받은 후 부드러워졌습니다.

현재 저는 고지혈증과 지방간도 치료받고 있습니다. 시술을 받기 전에 제법 높았던 수치가 시술 후 정상으로 돌아왔음을 건강 검진을 통해 확인했습니다. 공황장애도 있었지만, 시술 이후 공황장애 증상이 나타나는 빈도가 현저히 줄어들었습니다.

저뿐만 아니라 저희 어머니, 누나, 아내도 원장님의 치료를 받고 있으며, 건강 관리와 예방의 관점에서 각자 도움을 받고 있습니다. 우리 가족의 건강을 지켜 주시는 주인용 원장님은 저희 집안의 믿음직한 주치의이십니다. 원장님께 진심으로 감사드립니다.

이번에 출간되는 『포인트크롬 요법 강론』은 건강과 치료에 대한 깊은 통찰과 실질적 해결책을 담은 귀중한 저작입니다. 5년 전 출간된 『포인트크롬 요법』에 이어, 원장님의 헌신과 노력이 집약된 이 책은 현대인의 건강 문제 해결을 위한 훌륭한 길잡이가 될 것입니다. 환자들을 향한 간절한 마음과 정성으로 걸어오신 원장님의 여정에 깊은 경의를 표하며, 이 책이 더 많은 사람들에게 희망과 치유를 선사할 것이라 믿습니다.

2025년 3월 28일
풋프린트 플래닛 연구원
카이스트 기계공학 박사 오승환

차례

감사의 글   5

서문   7

추천사 1   10

추천사 2   12

제1부 치료의 원칙과 시술법

1장   포인트크롬 요법   20

     1. 포인트크롬의 질병관: 음양의 편차와 치료의 원리   22

     2. 포인트크롬에서 보는 신체 골격의 의미   24

     3. 포인트크롬 요법의 보사법   26

2장   수기요법   28

     1. 지압 요법   29

     2. 추마요법(推摩療法)   30

     3. 근막 스트레칭 요법   31

3장   식품과 약재   32

     1. 식품과 약재의 약리작용   33

     2. 식품과 약재 사용 시 주의점   34

     3. 식품과 약재의 분류   35

     4. 기운을 보충하는 식품과 약재   35

제2부 증상별 시술법

1장	근골격계 질환	50

1. 견관절 주위염   51
    1) 충돌 증후군(극상건 증후군)   52
    2) 석회성 건염 및 건막염   52
    3) 점액낭염   53
    4) 발음성 견관절(견관절에서 소리가 나는 현상)   54
    5) 상완골두 활액낭 유착증 또는 동결견(오십견)   59
2. 팔과 손의 통증   62
    1) 팔꿈치 통증   62
    2) 팔의 통증   64
    3) 손목 통증   66
    4) 건초염   68
    5) 손가락 통증·저림   70
3. 허리 통증(요부염좌)   72
4. 다리 통증   77
    1) 변형성 슬관절 무릎 통증   77
    2) 발목 염좌   82
    3) 발뒤꿈치, 복사뼈의 통증   84
    4) 족저근막염   87
5. 그 밖의 근골격계 통증   89
    1) 통풍   89
    2) 다리의 피로와 통증   91
    3) 경추 아탈구 통증   93
    4) 경항통   95
    5) 목의 결림과 통증   97
    6) 비복근(종아리 경련)   99
    7) 류마티스   101
    8) 고관절 통증   105

9) 척배통   107

2장   내분비 질환   109

1. 내분비 질환의 증상과 원인   110
   1) 자율신경 실조증   113
   2) 갱년기 장애   115
   3) 당뇨병   118
   4) 만성피로 증후군   121
   5) 골다공증   123

3장   비뇨 생식기와 부인과 질환   125

1. 신장의 기능과 신장병의 증상   126
   1) 만성신염   131
   2) 임포텐츠(impotence)   133
   3) 전립선 비대증   135
   4) 야뇨증   138
2. 부인과 질환   140
   1) 방광염   142
   2) 월경 이상   145
   3) 자궁내막염(생리통)   148

4장   소화기계 질환   151

1. 소화기 질환의 주요 원인과 영향   152
   1) 위궤양   158
   2) 위경련   160
   3) 변비   163
   4) 과민성 대장 증후군   165
   5) 치질   168

6) 신경성 위염(구취, 창만증, 소화 불량)   170

7) 간염   172

5장   순환기계 질환   175

1. 순환기와 혈액 순환 이상   176

1) 협심증   180

2) 심계항진(가슴 두근거림·숨이 차다)   183

3) 고혈압   185

4) 저혈압   188

5) 냉증   190

6) 림프 부종   194

7) 다한증   196

8) 빈혈   198

6장   신경계 질환   200

1. 중추 신경계와 말초 신경계의 역할   201

1) 늑간 신경통   203

2) 좌골(궁둥) 신경통   205

3) 삼차 신경통   207

4) 치통과 치근통   210

5) 편두통   212

6) 전두통 또는 군발성 두통   214

7) 노이로제   217

8) 불면증   220

7장   이비인후과 질환   223

1. 이비인후과 질환의 증상과 원인   224

1) 구내염   224

2) 구취(입냄새)   227

3) 코 막힘   229

4) 코골이   231

5) 이명   233

6) 눈의 피로   236

7) 인후통   239

8장   피부과 질환   242

1. 피부의 역할과 피부과 질환의 원인   243

1) 아토피(atopy)   245

2) 여드름   249

3) 탈모증   251

9장   호흡기계 질환   253

1. 호흡기의 역할과 질환의 주요 특징   254

1) 천식   258

2) 감기   260

3) 기관지염   263

4) 폐결핵   265

부록

수승화강의 원리   267

연운(年運)에 따른 인체의 건강과 작용   268

참고 문헌   291

제1부

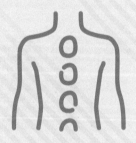

치료의 원칙과 시술법

1장

포인트크롬 요법

포인트크롬 요법은 대체의학의 한 분야로, 양방과 한방을 종합한 꿈의 의학이자, 치료의학과 예방의학을 잇는 혁신적인 치료법이다. 이 요법은 질병을 단순히 신체의 부분적인 문제로 보지 않고, 전체적인 관점에서 접근한다. 질병이란 신체의 생리적 균형이 깨진 상태를 의미하며, 이는 일반적으로 감염, 발열, 중독, 상해, 기능 항진 및 기능 저하와 같은 불유쾌한 증상들로 나타난다.

포인트크롬 요법은 각 실체를 하나의 부분임과 동시에 전체 속의 일부로 바라보는 관점에 기반한다. 이 요법은 부작용 없이 인체의 조화와 균형을 회복시키고, 정신과 신체의 기능을 향상시키는 것을 목표로 한다. 자연치유 과정을 통해 몸의 항상성을 회복하고 건강을 유지할 수 있도록 돕는 포인트크롬 요법은 제3의학 또는 대체의학, 즉 '꿈의 의학'으로 불리운다.

1. 포인트크롬의 질병관: 음양의 편차와 치료의 원리

동양의학과 철학에서는 우주의 모든 물질과 에너지가 음양의 속성을 지니며, 양과 음의 균형 속에서 존재한다고 보고 있다. 예를 들어, 태양은 빛과 열을 발산하며 양적인 존재로, 달은 빛을 반사하며 차가운 기운을 지닌 음적인 존재로 분류된다. 대기를 구성하는 공기는 가볍고 상승하는 성질을, 물은 무겁고 하강하는 성질을 가지고 있다. 에너지를 발산하고 확산하는 것은 양의 성질을, 흡수하고 축적하는 것은 음의 성질을 나타낸다.

광물, 식물, 동물, 인간 순으로 음양의 편차는 점차 감소한다. 광물은 생명체는 아니지만 음양의 속성을 지니고 있으며, 흑요석, 자수정, 청금석 같은 광물은 음적인 특성을, 황수정, 홍옥, 금 같은 광물은 양적인 특성을 띤다. 그러나 환경의 영향을 받아 음양의 특성이 약화되거나 변형될 수도 있다.

동물은 일반적으로 양의 기운이 강하며, 말은 가장 양적인 성질을, 쥐는 가장 음적인 성질을 가진 동물로 여겨진다. 이들은 환경 변화나 건강 상태에 따라 음양의 균형이 깨질 수 있으며, 이는 스트레스와 질병의 원인이 될 수 있다.

식물은 대체로 음적인 성질을 가지며, 움직임 없이 고정된 특징을 보인다. 그러나 식물 중에서도 인삼과 같이 신진대사를 촉진하며 체온을 높이는 양성 식물이 있는 반면, 이끼처럼 차가운 환경에서 자라며 음성이 강한 식물도 존재한다.

인간은 음과 양의 속성이 균형에 가까운 존재로, 음과 양의 비율이 약 50:50으로 균형을 이룬다. 각 장기와 조직, 심지어 감정까지 음양의 속성을 지니며, 사람마다 음양의 비율은 다를 수 있다.

인간의 체표를 흐르는 기의 통로인 경락은 각각 고유의 에너지를 지니고 있다. 이 에너지는 물질과 상호작용하며, 서로 영향을 주고받는 과정에서 음과 양의 독특한 성질을 띤다. 음과 양은 고정된 상태가 아니라 특정 조건에 따라 변화하며, 감정, 외부 환경, 충격, 사고 등은 음양의 편차를 일으킬 수 있다. 이러한 불균형은 질병의 원인이 되며, 신체의 항상성을 저해할 수 있다.

동양의학에서는 음양의 개념을 통해 자연과 인체의 불균형을 설명한다. 건강한 몸은 음양이 조화를 이루고, 스스로 균형을 조절하는 능력을 지닌다. 그러나 스트레스, 잘못된 식습관, 환경 변화 등으로 인해 균형이 깨지면 신체 기능이 저하되고 다양한 질병이 발생할 수 있다.

체질의학은 음양의 편차를 기준으로 음인을 양이 부족한 상태로, 양인을 음이 부족한 상태로 구분한다. 음인은 양을 보충하고, 양인은 음을 보충하는 방법으로 음양의 균형을 조절한다. 질병이 발생했을 경우 포인트크롬 요법과 수기요법을 사용해 편차를 줄이고 건강을 회복할 수 있다.

포인트크롬의 질병관은 음양의 불균형을 바로잡아 경락 에너지를 안정적으로 유지해서 질병을 치료하는 데 초점을 맞춘다. 경락 에너지가 긴장된 상태에서는 이를 이완하고, 과도하게 활성화된 상태에서는 이를 진정하여 균형을 되찾도록 돕는다. 이렇게 조정된 에너지는 신체의 항상성을 유지하고, 생체 기능을 활성화하며, 질병을 치료하는 데 기여한다.

2. 포인트크롬에서 보는 신체 골격의 의미

인간의 신체 구조에서 골격은 핵심적인 요소로, 뼈들로 이루어져 있다. 이 뼈들은 관절과 추간공을 통해 연결되고 지지되며, 균형 잡힌 신체를 형성하는 데 기여한다. 모든 척추동물은 유사한 골격 구조를 가지고 있다.

골격은 관절을 중심으로 중추신경계의 지배를 받으며, 척추의 추간공을 통해 신경이 그물망처럼 퍼져 있다. 관절이나 추간공이 어긋나거나 비뚤어질 경우, 척추의 신경에서 시작해 전신의 오장육부와 균형에 영향을 미칠 수 있다.

신경은 중추신경계에서 내린 명령을 각 기관에 전달하여 정상적인 활동을 가능하게 한다. 하지만 물리적 압박이 신경에 가해지면 명령 전달 회로에 문제가 생겨 기관의 기능이 저하된다.

골격의 불균형은 보통 오랜 시간에 걸쳐 발생하지만, 갑작스러운 사고나 충격, 교통사고, 스포츠 경기 중 충돌 등으로도 나타날 수 있다. 정신적 스트레스 또한 척추 불균형을 초래할 수 있다.

일상생활의 스트레스는 근육을 피로하게 만들며, 이는 생체자기의 불균형을 초래한다. 근육 긴장은 흉추와 요추 부근에 영향을 미쳐 골격을 비정상적으로 만들게 된다. 이러한 긴장은 근전도 검사를 통해 확인할 수 있으며, 이는 근육에 흐르는 미세한 생체전류 때문이다.

생체전류는 골격의 균형과 밀접한 관련이 있다. 정상적인 생체전류가 흐를 때는 근육의 긴장이 발생하지 않고, 골격도 균형을 유지한다.

생체전류를 조절하기 위해 서로 다른 이온화 경향을 가진 두 종류의 금속을 사용할 수 있다. 이온화 경향은 물질이 이온화되는 정도를 의미하며, 이를 활용하면 인체에 미세한 전류를 흘려 균형을 유지할 수 있다. 예를 들어, 물에 잘 녹는 금속과 녹지 않는 금속을 몸에 부착하면 인체는 건전지와 같은 상태가 되어 생체전류가 흐르게 된다.

정상적인 생체전류는 긴장된 근육, 힘줄, 인대를 이완시키고 신체의 불균형을 개선하며, 골격이 원래의 균형을 되찾게 돕는다.

이는 인체는 약한 자기장을 띠며, 이 자기장은 세포를 구성하는 원자로부터 비롯된다. 건강한 상태에서는 생체 자기장이 균형을 이루지만, 질병이 발생하면 전자 수의 이상으로 인해 자기장이 불균형해진다. 음전자의 비율이 증가하면 생체 균형이 무너져 질병을 악화시킬 수 있다.

피부에 금속을 부착하면 세포막 내 음이온이 감소하고 양이온이 증가하는 분극 현상이 일어나 생체 균형을 회복할 수 있다.

포인트크롬 요법은 일본과 중국에서 연구된 '자석의 보사(補瀉) 이론'을 바탕으로 한다. 일본과 중국에서는 N극을 보법(補法), S극을 사법(瀉法)으로 활용하지만, 포인트크롬 요법은 이를 반대로 적용하여 치료 효과를 높이고자 한다.

포인트크롬 요법의 과학적 근거와 기(氣)의 개념

1. 물리학적으로 자석과 전기는 동일한 개념이다.
2. 자석의 N극은 음극(-), S극은 양극(+)에 해당한다.
3. 모든 물질은 원자, 분자, 이온으로 구성되어 있다.
4. 중성이 아닌 원자나 원자단은 양전하(+) 또는 음전하(-)를 띠며,

이를 이온이라 한다.

5. 원자는 원자핵과 전자로 구성되며, 전자의 수에 따라 양이온 또는 음이온이 된다.

6. 전기와 이온이 동일한 속성을 가진다면, 기(氣)도 전기의 한 형태로 볼 수 있다.

7. 은이나 알루미늄 같은 금속은 음이온을, 금과 구리는 양이온을 방출한다.

8. 음이온은 자석의 N극과, 양이온은 자석의 S극과 연관된다.

9. 자석, 전기, 이온은 본질적으로 같은 특성을 공유하며, 이를 통해 포인트크롬 요법의 과학적 근거를 설명할 수 있다.

3. 포인트크롬 요법의 보사법

포인트크롬 요법의 보법

폐장경락 보법, 태연보, 어제사.

대장경락 보법, 곡지보, 양계사.

위장경락 보법, 해계보, 함곡사.

비장경락 보법, 대도보, 은백사.

심장경락 보법, 소충보, 소해사.

소장경락 보법, 후계보, 전곡사.

방광경락 보법, 지음보, 위중사.

신장경락 보법, 복류보, 태계사.

심포경락 보법, 중충보, 곡택사.

삼초경락 보법, 중저보, 액문사.

담경락 보법, 협계보, 규음사.

간경락 보법, 곡천보, 중봉사.

포인트크롬 요법의 사법

폐장경락 사법, 어제보, 척택사.

대장경락 사법, 양계보, 이간사.

위장경락 사법, 함곡보, 여태사.

비장경락 사법 은백보, 상구사.

심장경락 사법 소해보, 신문사.

소장경락 사법 전곡보, 소해사.

방광경락 사법 위중보, 속골사.

신장경락 사법 태계보, 용천사.

심포경락 사법 곡택보, 태능사.

삼초경락 사법 액문보, 천정사.

담경락 사법 규음보, 양보사.

간장경락 사법 중봉보, 행간사.

2장

수기요법

1. 지압 요법

　지압은 손가락(또는 손바닥)으로 몸의 특정 부위에 압력을 가하는 시술법이다. 지압의 세 가지 기본 원칙은 다음과 같다. 첫째, 수직압(압력을 수직으로 가하는 것), 둘째, 지속압(일정 시간 동안 압력을 유지하는 것), 셋째, 집중압(한 지점에 집중하여 압력을 가하는 것)이다. 이러한 원칙은 특히 경혈 지압 시술에 있어 매우 중요하다. 또한, 압력의 강도에 따라 경압(약한 압력), 쾌압(중간 강도의 압력), 강압(강한 압력)으로 분류된다.

　지압의 주요 목적 중 첫 번째는 교정이다. 이는 근육의 비정상적인 긴장이나 뻐근함, 관절의 불균형을 바로잡는 것이다. 특히 척추골이 연접된 등뼈의 배열을 교정함으로써 신체의 여러 기관과 내장의 형태 및 기능이 정상적으로 유지되도록 돕는다.

　두 번째 목적은 반사작용이다. 피부를 통해 근육에 가해진 압력은 신체에 자극을 주어 반사작용을 일으키며, 이를 통해 신체의 컨디션을 조절할 수 있다. 또한, 적절한 지압 자극은 자율신경계를 통해 내분비계에도 영향을 미쳐 신체의 항상성을 유지하고 건강한 생활을 돕는다.

그 외에도 지압은 신진대사를 활성화하고, 노폐물의 원활한 배출을 도와 신체의 산성화를 방지한다. 이러한 과정을 통해 피로가 빨리 회복되며, 나아가 노화 방지에도 기여한다. 지압은 피로 회복과 정력 강화를 위한 적극적인 건강 증진법일 뿐만 아니라, 교정과 반사작용을 활용해 특정 질병의 치료와 치료 효과를 높이는 데 활용된다.

2. 추마요법(推摩療法)

추마(推摩)는 생체 에너지를 자극하여 반사작용을 유도하는 요법이다. '추(推)'는 밀다, '마(摩)'는 비비다라는 뜻으로, 신체의 골격을 밀고 비비는 동작을 통해 인체에 잠재된 생체 에너지를 활성화하는 원리이다.

전통적인 동양의학에서는 인간의 기본적인 생체 에너지를 '기(氣)'라고 하며, 이는 경락을 따라 순환한다고 보았다. 일반적으로 추마요법 연구자들은 생체 에너지가 골수를 기반으로 형성된다고 주장한다. 그러나 필자는 임상을 통해 골수를 자극할 때 선천의 기가 활성화된다는 사실을 발견하였다.

기(氣)는 크게 선천의 기와 후천의 기로 나뉜다. 선천의 기는 부모로부터 물려받은 에너지로, 동양의학에서는 신장이 선천의 기를 관장하며, 이를 저장하고 활용한다. 오행(五行)에서는 신장을 '수(水)'로 분류하며, 이는 골수와 깊은 연관이 있다.

결론적으로, 추마요법의 핵심은 골수를 자극하여 선천의 기를 활성화하고 이를 통해 신체 건강을 증진하는 데 있다.

3. 근막 스트레칭 요법

근막(筋膜)은 피부 바로 아래에 위치하며, 전신을 감싸는 막, 근육을 감싸는 막, 뼈·내장·혈관·신경 등 신체 조직을 감싸는 막으로 구성된다. 쉽게 말해, 근막은 몸 전체를 감싸며 지지하는 보디슈트와 같은 역할을 한다.

그러나 신체의 과도한 사용, 정신적 스트레스, 냉증 등 다양한 환경적 요인으로 인해 근막에 이상이 생길 경우 통증과 신체 부조화가 발생할 수 있다. 이러한 문제를 해결하기 위해서는 통증과 부조화의 원인이 되는 근막을 이완하여 본래의 상태로 되돌리는 것이 중요하다.

이때 가장 효과적인 방법 중 하나가 바로 '근막 이완(Fascia Release)'이다. 근막을 부드럽게 풀어주면 신체의 불균형이 개선되고, 통증이 완화되며, 몸이 한층 가벼워지는 효과를 경험할 수 있다.

3장

식품과 약재

식품과 약재는 물질대사를 촉진하여 생체의 기질적 문제를 해결함으로써 질병을 치료하는 것을 목적으로 한다. 또한, 인체의 영양 상태를 개선하여 정신적·신체적인 건강 증진에 기여한다.

식품과 약재는 일반적으로 특정 신체 부위에만 작용하는 것이 아니라, 전반적인 신체 조직과 기능에 긍정적인 영향을 미친다. 이를 통해 기와 혈의 흐름을 원활히 하고 면역 체계를 강화하여 궁극적으로 치료 효과를 높인다.

1. 식품과 약재의 약리작용

식품과 약재는 신체의 전반적인 기능을 조절하고 강화하여 건강을 유지하고 질병 회복을 촉진하는 데 중요한 역할을 한다. 이러한 효과는 특정 단일 성분이 아닌, 여러 일반 성분과 특수 성분이 종합적으로 작용한 결과로 나타난다. 그 효과는 다음과 같다.

- 식품과 약재는 장기 조직을 자극하여 약해진 기능을 강화하며, 필요한 다양한 영양소를 보충한다.
- 식품과 약재는 정신적·육체적 활동 능력을 향상시키는 데 도움을 준다.
- 식품과 약재는 생체 저항력을 높여 면역력을 강화한다.
- 식품과 약재는 노화를 늦추고, 세포 재생을 촉진하여 건강한 장수에 기여한다.
- 식품과 약재는 신체 전반의 기능을 회복시켜 질병 치유를 돕는다.

2. 식품과 약재 사용 시 주의점

식품과 약재는 건강을 유지하고 생명 활동을 지원하는 데 중요한 역할을 한다. 건강한 상태에서는 적절하게 섭취하여 신체가 필요한 영양소를 흡수하고 기능을 최적화할 수 있다. 하지만 허약한 체질이나 소모성 질환, 만성 질환을 가진 경우에는 신중한 접근이 필요하다. 특정 성분만 과도하게 섭취하면 음양의 조화와 기혈의 균형이 깨져 건강에 부정적인 영향을 미칠 수 있다.

또한, 질병이 진행되는 상황에서 맞지 않는 식품이나 약재를 선택하면 상태가 더욱 악화될 위험이 있다. 이는 원래 신체를 강화해야 할 식품과 약재가 오히려 불필요한 에너지를 증폭시켜 질병을 악화시키는 결과를 가져오기 때문이다. 따라서 올바른 식품과 약재의 선

택은 개인의 체질과 건강 상태를 고려하여 균형과 조화를 유지하는 것을 목표로 해야 한다.

3. 식품과 약재의 분류

식품과 약재는 효능, 성분, 용도에 따라 분류되며, 기의 흐름을 돕는 식품과 약재, 양(陽)을 북돋는 식품과 약재, 혈을 보충하는 식품과 약재, 음(陰)을 보충하는 식품과 약재로 나뉜다.

기의 성질을 가진 식품과 약재는 비경과 폐경의 기 순환을 촉진하는 데 중요한 역할을 한다. 폐와 비는 기허증과 밀접하게 연관되어 있으며, 서로 긴밀히 작용한다. 폐는 온몸의 기를 조절하는 역할을 하는데, 이를 위해 충분한 영양 성분의 섭취가 필요하다. 폐는 비위에서 공급받은 영양물질을 활용해 각 장기로 영기(營氣)를 보내며, 이를 통해 신체 곳곳에 골고루 기운을 전달한다.

비와 폐는 태음경으로 연결되어 있으며, 상호 협력하여 신체의 기를 조절하고 균형을 유지한다.

4. 기운을 보충하는 식품과 약재

허약 체질이나 만성 질환 후 무력감과 권태감을 느낄 때, 기의 성질을 가진 식품과 약재가 도움이 된다. 이는 대사 기능을 활성화하고 영양 상태를 개선하며, 조직 기능을 정상화하는 데 효과적이다.

기허증 치료에 주로 사용되며, 나른함, 기운 부족, 맥 약화, 숨 가쁨, 식욕 감소, 소화 기능 저하, 설사, 땀 과다 등의 증상을 개선한다. 주요 식품과 약재로는 인삼, 당삼, 황기, 백출, 산약, 대추 등이 있으며, 대표 탕제로는 사군자탕이 있다.

양의 성질을 가진 식품과 약재는 비(脾), 신(腎), 간(肝)에 작용하여 양 허증을 개선하는 데 도움을 준다. 비와 신을 보강하면 자연스럽게 양 허증 증상이 완화된다.

양허증은 추위를 많이 타고 허리와 무릎에 힘이 없으며, 잦은 설사, 소변 빈도 증가, 생식 기능 저하, 면역력 감소 등의 증상을 포함한다. 이러한 경우 양의 성질을 지닌 식품과 약재는 신양과 신기를 강화해 몸을 따뜻하게 하고 기능을 활성화한다.

대표적인 식품과 약재로는 녹용, 음양곽, 산수유, 복분자, 두충, 호도육, 동충하초 등이 있으며, 탕제로는 공진단이 널리 사용된다.

혈의 성질을 띠는 식품과 약재는 심, 간, 비, 신경에 작용하며, 혈을 생성하고 저장하며 순환을 조절하는 데 도움을 준다. 신음과 신정이 부족하면 혈액 생성에 장애가 생기므로, 혈의 성질을 가진 식품과 약재는 이러한 기능을 보완한다.

조혈 기능을 강화하여 빈혈, 출혈성 질환, 월경 장애 등을 개선하며, 머리가 어지럽거나 심계정충, 불면증, 얼굴 혈색 부족 등의 증상에도 효과적이다. 주요 식품과 약재로는 숙지황, 백하수오, 당귀, 작약, 용안육 등이 있으며, 탕제로는 사물탕이 널리 활용된다.

음의 성질을 가진 식품과 약재는 음허증 치료에 활용되며, 체액 손실, 발열, 구토, 설사 등 음 부족으로 나타나는 증상을 개선하는 데 효과적이다. 혈의 성질을 가진 식품과 약재에 작용을 보강하며, 신음과 신정을 보충해 신음허쇠로 인한 병증을 완화한다.

　음허증의 주요 증상으로는 입안 건조, 미열, 뺨이 붉어짐, 손발의 화끈거림, 가슴 답답함, 식은땀, 기침, 맥이 약함 등이 있으며, 이를 개선하여 신체를 자양하는 데 도움이 된다. 주요 식품과 약재로는 구기자, 사삼, 백합, 천문동, 맥문동, 현삼, 해삼 등이 있으며, 대표적인 탕제로는 경옥고가 있다.

식품과 약재 단방 처방

- 감: 만성 설사 완화, 혈압 강하
- 고추: 감기 예방, 식욕 증진
- 구기자: 강장 효과, 고혈압 및 각혈 치료
- 귤: 소화불량 완화, 감기 예방에 효과적
- 김: 겨울철 녹황색 채소
- 깨: 백발을 검게, 미용과 피로 해소
- 다시마: 자양강장 효과, 알칼리성 식품
- 당근: 빈혈 및 비타민 결핍 개선, 정력 보강
- 들깨: 두뇌 건강 촉진
- 딸기: 피부 미용에 효과적
- 땅콩: 살찌지 않는 건강 지방
- 마늘: 강장 효과, 중추신경 활성화
- 매실: 이질 치료, 회충 제거
- 메밀: 높은 영양가를 지닌 검은 곡물

- 무: 소화불량 개선, 속병 치료
- 미꾸라지: 단백질·칼슘 풍부, 자양강장 효과
- 미나리: 신열 완화, 미나리즙 활용
- 미역: 비만 치료, 산후 몸조리용 알칼리 식품
- 배: 육식 후 소화 촉진, 화상·숙취 치료
- 배추: 변비 개선, 당뇨·불면증 완화
- 보리: 알칼리성 건강 곡물
- 복숭아: 혈 부족 개선
- 부추: 창독·적대하·백대하 치료
- 뽕나무: 피부병 개선, 해독 작용
- 사과: 식중독 예방, 고혈압 완화, 변비 치료
- 상추: 혈액 순환 개선, 불면증 완화
- 새우: 양기 보강
- 생가지: 주근깨 치료, 충치통 완화, 어류 해독, 독충 치료
- 생강: 감기약으로 활용 가능
- 샐러리: 건강한 부부 관계에 도움
- 쑥: 해열, 해독, 진통, 소화 흡수 개선
- 알로에: 변비 치료
- 양파: 신체 쇠약 개선, 대머리 예방
- 오이: 땀띠·화상·수족냉증 완화, 소화불량 개선
- 옥수수: 신장병 치료, 당뇨 완화
- 율무: 암 치료, 피부 미용 효과
- 완두콩: 산모 젖 부족 개선
- 유채: 산후 어혈 제거, 창독 치료

- 으름: 임질, 종기, 신장염 치료
- 오얏(자두): 충치통 완화, 각기병 개선
- 잣: 자양강장 효과
- 질경이: 토혈 및 토사곽란 치료
- 창포: 소화불량 개선, 해열·진정 효과
- 참외: 소변불통 완화, 숙취 해소
- 콩: 식물성 단백질
- 토란: 해독, 찜질 치료
- 토룡: 양기 부족 개선, 만성 피로 완화
- 토마토: 양기 보강, 고혈압·위산 과소 개선
- 파: 창독·적대하·백대하 치료
- 포도: 피로 회복, 구토·설사 완화
- 표고버섯: 비만 개선, 고단백 저지방 식품
- 피마자: 위염, 늑막염 완화
- 호두: 스테미너 증진
- 호박: 불면증 완화, 뇌 신경 안정
- 해삼: 바다의 인삼, 강장 효과

증상별 식품과 약재 찾기

호흡기 질환

- 천식, 만성 기관지염, 감기

식품과 차: 곰보배추, 까마중, 관동화차, 도라지차, 배즙, 복숭아차, 비파차, 생강차, 야관문, 오미자차, 유자차, 인동차, 참가시나무, 천문동, 총백탕, 진피차, 감초차, 호두차, 호박즙

- 독감: 주목
- 백일기침(백일해): 싸리나무, 작두콩
- 편도선염: 마가목, 곰보배추

간장 질환

- 간경화

  식품 및 약용 식물: 다슬기, 돌복숭아 나무, 만병초, 벌나무(산청목), 어린 보릿잎, 엄나무, 청미래덩굴, 까마중, 노나무

- 급성 간염

  약용 식물: 만병초, 민들레, 사철쑥, 어린 보릿잎, 인동꽃, 인동덩굴

- 만성 간염

  식품 및 약용 식물: 개머루덩굴, 구룡목, 다슬기, 돌복숭아씨, 노나무, 만병초, 머루 덩굴, 벌나무(산청목), 참나물

- 복수

  약용 식물: 까마중, 겨우살이, 뱀딸기, 벌나무(산청목), 어성초, 헛개나무

- 지방간, 황달

  약용 식물: 벌나무(산청목), 뱀딸기, 머루덩굴, 민들레, 생강나무, 인진쑥, 접골목, 찔레나무 뿌리, 헛개나무

위장 질환

- 구취, 신경성 위염, 소화불량, 창만증

  차 및 음료: 결명자차, 녹차, 목통차, 매실 엑기스, 무즙, 아가위차, 유자차, 율무차, 오매차, 진피차, 천궁차

  약용 식물: 가래나무 열매, 민들레, 비단풀, 아카시아나무 뿌리, 예덕나무, 쑥, 황백, 조릿대

  음식: 북어국, 추어탕

  기타: 옻나무, 오이풀, 용안육주

- 딸꾹질: 작두콩

- 급·만성 대장염

  약용 식물: 오배자나무, 오이풀, 인동꽃, 인동덩굴

- 위궤양 및 십이지장궤양: 가래나무 열매

- 과민성 대장 증후군: 민들레

- 위무력, 위하수: 황백

- 소화 불량: 민들레, 백출, 참마

변비 및 설사

- 변비

  음료 및 차: 감자즙, 결명자차, 녹차, 달개비꽃차, 바나나즙, 사과즙, 삼백초차, 셀러리즙, 시금치즙, 아욱즙, 알로에즙, 인삼차, 피망즙, 나팔꽃씨(견우자)차, 당근과 시금치즙

  식품: 고구마, 다시마, 들깨, 무, 자두, 토란, 줄풀, 지치, 차조기씨죽, 하수오, 함초, 쇠비름

- 설사

음료 및 차: 감자수프, 꿀녹차, 무화과꿀차, 복령차, 연죽, 율무수프, 율무죽, 인삼탕원, 인삼연육차, 창출차, 백굴채차

약용 식물: 노박덩굴, 참가시나무, 솔잎, 소나무 속껍질, 쑥, 야관문

항문과 및 직장 질환
- 치질: 감잎차, 모란차, 무화과, 소루쟁이, 시금치, 예덕나무
- 탈항: 까마중

신경성 장염
차 및 음료: 결명자차, 곶감차, 매실차, 사과즙, 인삼차, 이질풀차, 천마차, 총백차

두통 및 신경계 질환
- 두통, 어지럼증, 편두통
  음료 및 차: 녹차, 국화차, 궁지차, 민들레차, 박하차, 사과즙, 알로에즙, 인삼즙, 천궁차, 비단풀, 산국화꽃(감국), 생강나무, 싸리나무, 지치, 천마, 천궁
  식품: 꼬막, 바지락국, 쇠꼬리, 당근 채소즙, 무즙, 익모초즙, 시금치
- 건망증, 치매
  차 및 음료: 갯방풍차, 원지차
  식품: 대추, 등 푸른 생선, 마른 해조류, 브로콜리, 석창포, 삼지구엽초, 양배추, 연자육, 인삼, 잣, 천마, 참깨, 파슬리, 레몬, 호

두, 호박씨, 해바라기 씨, 하수오
- 뇌전증, 열성 경기: 석창포, 찔레버섯, 천마
- 조현병: 석창포, 산해박

심장 질환 및 혈액 순환
- 부정맥, 뇌졸중, 협심증, 고혈압
  음료 및 채소즙: 감즙우유, 당근즙, 셀러리즙, 셀러리 주스, 귤껍질즙, 쑥갓즙
  식품: 감자, 고구마, 삶은 완두, 목이버섯, 모자반, 양파, 옥수수, 호박, 호박씨, 파슬리, 표고버섯
  약용 식물: 노박덩굴, 냉이뿌리, 만병초, 솔뿌리, 지치, 줄풀, 조릿대, 천마, 한삼덩굴, 하수오, 겨우살이, 음양곽차, 구등차
  혈액 순환 장애: 쑥, 천마
- 림프 부종
  음료 및 차: 감잎차, 구기자차, 녹차, 음양곽차, 천궁차
  약용 식물: 겨우살이, 곶감, 궁지, 고본, 노박덩굴, 대추, 들깨, 망초, 생강나무, 석창포, 솔뿌리, 쑥, 익모초, 인삼, 조릿대, 천마, 하수오, 호박씨

내분비 질환(당뇨)
- 약용 식물 및 차: 겨우살이, 만병초, 바디나물, 뱀딸기, 삼지구엽초(음양곽), 쇠비름, 야관문, 오갈피, 조릿대, 천마

비뇨기와 생식기 질환

- 만성신장염, 방광염, 소변이 잘 안 나올 때

  차 및 음료: 가죽나무 뿌리차, 백모근차, 방기차, 석위차, 삼지구

  엽초, 어성초차, 옥수수수염차

  약용 식물: 까마중, 싸리나무, 오이풀, 익모초, 으름덩굴(임산부는

  사용 불가), 연근, 참마, 천마, 호장근

- 유정, 성욕 감퇴, 발기 불능

  차 및 음료: 구기자차, 여정자차, 오미자차, 엉겅퀴차

  식품: 깨, 당근, 두릅, 마늘 엑기스, 부추, 성게, 양고기찜, 연근,

  참마즙, 참취

- 야뇨증, 빈뇨

  차 및 죽: 나리 뿌리차, 토복령차, 율무죽, 유황두부죽, 우슬차

  음식: 고사리 나물

- 전립선 질환: 지황엿, 피파야

근육, 관절, 신경통, 요통

- 골다공증

  식품 및 차: 깨, 배추, 두충차, 접골목, 포도, 우유와 식초, 호두,

  홍화씨차

- 근육통: 겨우살이, 생강나무, 엄나무, 쑥

- 관절염, 퇴행성 관절염: 겨우살이, 두충, 속단, 엄나무, 우슬, 접

  골목, 천마

- 류머티스성 관절염: 까마중, 겨우살이, 노박덩굴, 싸리나무, 엄

  나무, 천마

포인트크롬 요법 강론

- 신경통: 접골목, 천마
- 손발 저림: 생강계피차, 오가피, 우슬주, 표고버섯 차
- 어깨 결림, 오십견: 감초 달인 물, 쑥부쟁이, 양파 달인 물
- 요통

  음료 및 식품: 검은콩 물, 모과차, 속단, 오가피차, 오공백숙, 인삼차, 현미 율무밥, 홍삼차, 홍화씨차

피부 질환
- 피부염, 두드러기, 여드름: 달팽이, 마른 오징어, 명란젓, 삼백초차, 율무차, 연어알, 장어
- 피부 노화: 둥굴레차, 연교, 여지, 황기차
- 탈모: 검은깨, 적하수오차, 옥수수기름, 측백
- 가려움

  식품: 작두콩

  약재: 까마중, 만병초, 소루쟁이, 싸리나무, 접골목
- 기미, 주근깨: 돌복숭아 씨, 복숭아꽃, 싸리나무, 접골목
- 무좀, 습진, 건선(마른버짐): 만병초, 소루쟁이, 싸리나무, 접골목
- 대머리: 광나무, 한련초, 하수오
- 대상포진: 비단풀, 산해박
- 두드러기: 산해박
- 백납(백설풍, 백전풍, 피부의 흰 반점): 만병초
- 화농성 피부염: 쇠비름, 소루쟁이, 어성초
- 화상: 오이풀, 줄풀
- 흰머리를 검게 하는 데: 하수오, 한련초, 광나무

여성 질환

- (냉)대하: 까마중, 겨우살이, 쇠비름, 쑥, 지치
- 냉증: 노박덩굴, 냉초, 부처손, 석창포, 생강나무, 쑥
- 불감증: 만병초
- 산후통(산후풍): 생강나무, 솔뿌리, 잔대
- 생리가 없거나 끊겼을 때: 노박덩굴
- 월경 불순·과다·과소 월경, 불임, 자궁 근종, 대하증
  식품: 굴껍데기, 달걀, 마, 버섯, 복분자차, 은행나무 열매
  약재: 가죽나무뿌리껍질, 당귀차, 백합죽, 생강차, 숙지황차, 인
  동꽃차, 익모초 조청, 음양곽차, 접시꽃차, 향부자차

비만
  식품: 메주콩, 오미두죽, 잣, 톳, 양배추차
  약재: 둥굴레차, 옥수수수염차, 율무차

불면증
  식품: 감즙, 무즙, 파, 호박, 호두차
  약재: 백합차, 산조인차

알레르기 비염
  식품: 감자즙, 현미밥
  약재: 산이화, 자소엽차, 형개차

포인트크롬 요법 강론

만성 피로 증후군

식품: 다래, 생선, 사과꿀즙, 식초, 잔대참깨무침, 참깨, 컬리플
라워, 토란

제2부

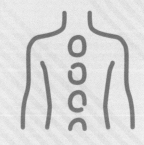

증상별 시술법

1장

근골격계 질환

1. 견관절 주위염

　인간이 고도의 문명을 이룩할 수 있었던 비결은 커진 두뇌와 직립 보행 덕분이다. 특히 두 발로 걷게 되고, 손이 자유로워지면서, 다양한 도구를 만들고 사용하며 현재의 문명을 구축할 수 있었다. 그러나 이러한 진화 과정에는 여러 부작용도 따랐다. 직립 보행은 어깨와 허리 통증, 치질, 평발, 사랑니 등의 문제를 야기했다.

　지구의 긴 역사 속에서 완전한 직립 보행이 가능해진 것은 비교적 최근의 일이다. 이에 따라 직립 보행에 맞춰 어깨의 뼈 구조, 힘줄 및 인대의 형태, 관절의 균형 등이 완벽히 적응했다고 보기는 어렵다. 이는 어깨 통증이 인간에게 숙명적인 이유이다.

　어깨 통증은 신체 불균형과 경추의 만곡 형태가 주요 원인이다. 신체가 골반 변형, 척추의 불안정성, 내장 질환 등으로 인해 기울어지면 머리 무게가 낮아진 쪽 어깨에 부담을 준다. 이에 따라 반대쪽 어깨가 높아지며 근육 긴장, 기와 혈의 흐름 방해, 젖산 축적 등이 야기되어 통증을 유발한다.

또한 견관절 주위염은 어깨 관절 주변 조직에 염증이 생겨 외상 없이도 지속적인 통증을 유발하는 질환이다. 주요 원인으로는 충돌 증후군, 석회성건염, 건막염, 유착성 관절낭염(오십견) 등이 있으며 중·장년층에게 주로 나타난다. 더불어 발음성 견관절(견관절에서 나는 소리)과 젊은 층에서 주로 발생하는 점액낭염도 어깨 통증의 원인이 될 수 있다.

1) 충돌 증후군(극상건 증후군)

팔을 옆으로 들어 올리거나, 갑자기 굴곡할 때, 팔꿈치를 구부린 상태에서 상완부를 안으로 돌릴 때 심한 통증이 발생한다. 특히 야간에 통증이 심해지는 것이 특징이다. 주로 외상 또는 퇴행성 변화로 인해 발생한다. 초기에는 부종과 출혈로 시작되며, 점차 건(힘줄)과 인대의 섬유화 및 파열을 야기한다. 심한 경우 견관절의 운동 장애 및 지속적인 통증으로 이어질 수 있다.

2) 석회성 건염 및 건막염

매우 극심한 통증이 갑자기 발생하며, 마치 팔이 빠지거나 부러진 듯한 느낌이 든다. 통증은 어깨 관절 앞부분에서 시작되어 팔 아래쪽이나 목까지 퍼질 수 있다. 어깨 부위를 누르면 심한 통증이 나타나고, 어깨 관절 운동도 대부분 제한된다. 특히 팔을 앞으로 올리거나

포인트크롬 요법 강론

옆으로 올리는 동작이 어려워진다. 통증이 심한 경우, 아픈 쪽으로 눕기 어렵고, 수면 장애가 발생할 수 있다. 발생 부위는 주로 극상건과 상완 이두근이다.

극상건에서 발생한 경우: 견관절 통증의 가장 흔한 원인으로, 주로 퇴행성 변화에 의해 발생한다. 특별한 원인 없이 팔이 아프며, 석회화 현상을 동반하는 경우 극심한 통증을 유발한다. 만성화되면 특정 운동 범위에서만 통증이 나타나거나, 견관절 주위 근육이 위축될 수도 있다. 증상은 충돌 증후군과 유사하며, 충돌 증후군의 한 범주에 속하는 질환이다.

상완 이두근에서 발생한 경우: 증상은 견관절 전방 통증과 상완 이두근 부위의 압통이 특징적이다. 퇴행성 변화, 과도한 어깨 사용, 외상 등으로 발생한다.

3) 점액낭염

견관절 주위의 점액낭염은 여러 종류가 있다. 대표적으로 견봉하 점액낭염, 건갑하 점액낭염, 건갑거근 점액낭염이 있다. 팔의 가동 범위가 제한을 받으면서 심한 통증을 유발할 수 있다. 주요 원인은 외상, 퇴행성 변화, 나쁜 자세(예: 어깨를 앞으로 늘어뜨린 상태에서 오랜 시간 유지) 등이다. 운전기사, 학생 등 장시간 한 자세를 유지하는 사람들에게서 흔히 발생한다.

4) 발음성 견관절(견관절에서 소리가 나는 현상)

견관절에서 나는 소리의 원인에 따라 견관절 자체에서 발생하는 경우와 견갑골에서 발생하는 경우로 구분된다.

견관절 자체에서 발생하는 경우: 주로 상완 이두근과 극상건에 의해 발생한다. 증상이 경미한 경우가 많으며, 특별한 치료가 필요하지 않다.

견갑골에서 발생하는 경우: 흉벽과 견갑골 간 마찰, 건염, 점액낭염 등이 원인이 될 수 있다. 일반적으로 증상이 심하지 않아 간단한 지압이나 마사지로 완화할 수 있다.

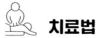 **치료법**

1. 포인트크롬 요법

기본 치료법
① 독맥 경락인 대추혈(2)에 S극을 붙인다.

② 어깨 능선, 즉 상부 승모근 정중앙의 담경락 양측 견정혈(5)에 N극을 붙인다.

환측(아픈 쪽) 치료법

① 통증이 있는 환측 담경락 족임읍혈(5)에 N극을, 방광 경락 신맥혈(8)에 S극을 붙인다.

② 건측(아프지 않은 쪽) 삼초경의 외관혈(1)에 S극을, 소장경의 후계혈(2)에 N극을 붙인다.

③ 건측의 후계혈(2)에 N극을, 외관혈(1)에 S극에 붙인다. 참고로 양쪽으로 통증이 나타날 때에는 통증이 더 심한 쪽을 환측로 진단하고 붙이면 된다.

④ 갑작스러운 어깨와 팔의 통증을 치료하려면 양쪽 삼초경의 외관혈(1)에 S극을, 그 위쪽 상완부 방향으로 1cm에 N극을 붙인다. 어깨 위 능선을 중심으로 손가락 끝으로 눌러 통증이 있는 아시혈에 N극을 붙인다.

▶ **경항통: 견정(5), 외관(1), 현종(5), 신설혈(5), 풍지혈(5) 아래 N극을 강하게 붙인다.**

2. 수기요법

건관절 주위와 팔을 추마와 근막 스트레칭으로 시술하고, 천돌혈, 결분혈, 견우혈, 견정혈, 기호혈을 지압한다.

포인트크롬 반응 진단혈

좌골신경통
- 신유혈: 제2요추 아래서 좌우 1촌 5푼.
- 좌골혈: 좌골 하단, 승부혈 위 2촌.

경추관절 이상
- 신유혈: 제2요추 아래서 좌우 1촌 5푼.
- 천종혈, 대저혈: 어깨뼈(견갑골) 중앙 제1흉추 등뼈 아래 좌우 1촌 5푼.

견관절 주위염
- 신유혈: 제2요추 아래서 좌우 1촌 5푼.
- 천종혈: 어깨뼈(견갑골) 중앙.

류마티스 관절염
- 소장유혈: 제1엉치뼈 구멍 좌우 가장자리.

요통
- 신유혈: 제2요추 2번 명문혈 좌우 1촌 5푼.
- 중공혈: 제5요추 요양문혈 좌우 3촌 5푼.

▶ 승모근(등세모근)

뭉친 어깨에는 상부 승모근

앉은 상태에서 몸의 중심은 목이다. 목은 한쪽으로 치우치지 않도록 앞뒤와 양옆 근육들이 균형을 이루며 지탱한다. 이때 두상과 목의 무게를 가장 많이 견디는 근육은 뒷목 근육, 그중에서 상부 승모근이다. 상부 승모근은 머리가 앞으로 쏠리는 것을 막기 위해 강한 긴장 상태를 유지하게 된다. 이러한 상태에서 구부정한 자세를 지속하면 과도하게 긴장하여 경직되고 단단하게 뭉치면서 결국 통증으로 이어진다.

승모근 TP(Trigger Point: 통증 유발점)와 유사한 경혈

1) 상부 승모근
- 족소양 담경: 견정

2) 중부 승모근
- 수양명 대장경: 거골
- 수태양 소장경: 견외수
- 족태양 방광경: 부분

3) 하부 승모근
- 족태양 방광경: 신당, 의희, 궐음수, 심수, 독수

흉쇄유돌근(목 빗근) TP와 유사한 경혈

- 족소양 담경: 완골
- 수태양 소장경: 천창, 천용
- 수양명 대장경: 천정, 부돌
- 수소양 삼초경: 천유
- 족양명 위경: 인영, 수돌, 기사, 결분

3. 식품과 약재

강황, 감초 달인 물, 두충, 엄나무껍질, 울금, 양파 달인 물, 쑥부쟁이와 감초 달인 물, 칡, 팽이버섯 등을 먹으면 증상 완화에 도움이 된다.

5) 상완골두 활액낭 유착증 또는 동결견(오십견)

상완골두 활액낭 유착증 또는 동결견(오십견)은 팔을 앞, 옆, 뒤로 올리는 동작에 어려움이 생기며, 어깨와 상완부 외측에서 통증이 발생한다. 어깨 관절의 움직임이 제한되고, 지속적인 통증으로 인해 일상생활에 불편함을 초래한다. 특히 야간에는 통증이 심해지는 경향이 있다.

이 질환은 호르몬 불균형으로 인한 신체의 항상성 붕괴가 원인이 될 수 있으며, 어깨 주위의 지속적인 통증으로 인해 견관절을 잘 사용하지 않게 되는 것도 주요 원인 중 하나다. 정신적 스트레스 역시 발병 가능성을 높이며, 주로 중·장년층에게 나타난다.

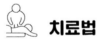 **치료법**

1. 포인트크롬 요법

처방 1

환측(아픈 쪽)의 심포 경락 내관혈(5)에 N극을, 팔꿈치 쪽으로 1cm 떨어뜨려 S극을 붙인다. 더불어 간사혈(5)에 N극을 붙인다.

앞에서 뻗어 팔을 올리지 못하는 것: 환측 담경락 임읍혈(5)에 S극을, 환측 삼초 경락 외관혈(1)에 N극을 붙인다.

팔이 옆에서 올라가지 않는 것: 환측 방광 경락 신맥혈(8)에 S극을, 환측 소장 경락 후계혈(2)에 N극을 붙인다.

팔이 뒤에서 올라가지 않는 것: 환측 소장 경락 후계혈(2)에 S극을, 환측 방광 경락 신맥혈(8)에 N극을 붙인다.

치료를 한 후에 통증이 있는 곳에 다음 치료를 추가한다.

처방 2
① 독맥 경락 대추혈(2)에 S극, 이어서 팔을 움직여 통증이 생기는 아시혈에 N극을 붙인다.
② 견우혈(7), 척택혈(6), 지구혈(1), 조구혈(6)에 각각 N극을 꽉 눌러 붙인다.

2. 수기요법

견관절 주위와 팔을 추마와 근막 스트레칭을 시술하고, 천돌혈, 결분혈, 견정혈, 견우혈, 기호혈을 지압한다.

극상근: TP와 유사한 경혈

- 수태양 소장경: 곡원, 병풍
- 수소양 삼초경: 견료

극하근: TP와 유사한 경혈

- 수태양 소장경: 천종, 노유

소원근: TP와 유사한 경혈

- 12정경에 해당되는 경혈은 없다.

3. 식품과 약재

둥굴레, 쑥부쟁이와 감초 달인 물, 양파 달인 물 등을 먹으면 증상 완화에 도움이 된다.

2. 팔과 손의 통증

1) 팔꿈치 통증

팔꿈치 통증은 흔히 발생하는 관절 문제로, 다양한 원인에 의해 나타날 수 있다. 주로 과도한 사용, 스포츠 활동 또는 반복적인 움직임이 원인이 될 수 있다. 예를 들어, 테니스 엘보(외과상염)나 골프 엘보(내과상염)는 팔꿈치 주변 힘줄에 염증이 생기면서 통증을 유발하는 대표적인 증상이다. 이 외에도 관절염, 외상 또는 신경 압박이 팔꿈치 통증의 원인이 될 수 있다.

 치료법

1. 포인트크롬 요법

처방 1

① 심경락 음소해혈(1)에 안쪽 상과를 사이에 두고, 소장 경락 양소해혈(2) 자리에 N극과 S극을 배치한다. 환측에 N극을 붙이고,

다른 쪽에 S극을 붙인다.

② 대장 경락 곡지혈(7)과 폐경락 척택혈(6)에 자극을 준다. 환측에 N극을 붙이고, 다른 쪽에 S극을 붙인다.

처방 2

환측(아픈 쪽) 손의 외관혈(1)과 후계혈(2)에 S극을, 환측의 다리에 신맥혈(8)과 임읍혈(5)에 N극을 붙인다.

2. 수기요법

환측 팔을 추마와 근막 스트레칭을 시술하고, 천돌혈, 결분혈, 기호혈을 지압한다.

3. 식품과 약재

오가피, 우슬, 표고버섯 차, 계피·생강차 등을 먹으면 증상 완화에 도움이 된다.

2) 팔의 통증

전완부 통증, 즉 팔꿈치에서 손목까지의 통증을 말한다. 경락으로 말하면 대장경의 흐름을 따라 손의 삼리(손등을 위로 팔을 구부리면 생기는 팔꿈치 접힌 주름의 머리에서 검지를 향해 손가락 세 개 폭으로 근육의 오목한 곳에 압통점) 부근이다. 따라서 치료에는 대장 경락(7)을 사용한다.

또 팔의 양경 중앙을 지나는 삼초 경락(1) 흐름 위에 통증이 있을 수 있고, 팔의 새끼손가락 쪽 측면, 소장 경락(2)에 통증이 있을 수도 있다. 이때는 삼초경, 소장경의 흐름을 사용한다.

팔이 아플 때는 삼초 경락의 외관혈과 그 지점에 있는 심포 경락의 내관혈을 묶어 손목을 감싼 선의 높이를 기준으로 하여 각 경락의 선상에 S극과 N극을 붙인다.

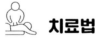

치료법

1. 포인트크롬 요법

① 대장경 선상에 통증이 있을 때는 외관혈 높이에 S극을, 통증 지점에서 1cm 떨어진 곳에 N극을 붙인다.

② 삼초경 선상에 통증이 있을 때는 외관혈에 S극을, 통증 지점에서 1cm 떨어진 곳에 N극을 붙인다.

③ 소장경 선상에 통증이 있을 때는 외관혈 높이에 S극을, 통증 지점에서 1cm 떨어진 곳에 N극을 붙인다.

④ 시술 후에도 통증이 남아 있을 경우, 팔의 아시혈에 N극을 추가로 붙인다. 팔뚝의 상완부 통증이 있을 경우에도 같은 경락을 따라 팔목과 동일한 방법으로 치료를 진행한다.

2. 수기요법

환측 팔을 추마와 근막 스트레칭으로 시술을 하고, 천돌혈, 결분혈, 기호혈, 운문혈을 지압한다.

3. 식품과 약재

오가피, 우슬, 표고버섯 차, 계피·생강차 등이 통증 완화에 도움이 된다.

3) 손목 통증

손목 통증은 현대인들 사이에서 흔히 발생하는 문제로, 여러 가지 원인에 의해 유발될 수 있다. 손목을 과도하게 사용하거나 잘못된 자세로 컴퓨터를 오랫동안 사용할 경우, 손목의 근육과 관절에 스트레스가 가해져 통증이 생길 수 있다. 특히 손목터널증후군은 반복적인 손목 움직임이 신경을 압박하여 저림, 통증 또는 손의 기능 저하를 초래할 수 있다. 이러한 통증은 직업적 활동, 스포츠 또는 일상생활에서도 나타날 수 있다.

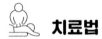 **치료법**

1. 포인트크롬 요법

① 환측 삼초 경락 외관혈(1)에 S극을, 통증이 있는 손목을 향해 1cm 간격으로 N극을 붙인다.
② 치료 후 통증이 옆으로 이동한 경우, 기존 N극에 나열하여 적용하고, 통증 지점이 속한 경락을 진단해 해당 경락과 일치하는 곳에 포인트크롬을 붙인다.

③ 통증이 좌우로 너무 멀리 떨어져 있을 경우에는 통증 위쪽의 삼초 경락 외관혈 높이에 S극을 다시 붙인다.

2. 수기요법

운문혈을 지압한다.

3. 식품과 약재

오가피, 우슬, 표고버섯 차, 계피·생강차 등을 달여 마시면 통증 완화에 도움이 된다.

4) 건초염

손가락을 반복적으로 사용하는 사람들에게 흔히 발생하는 문제가 건초염이다. 이는 힘줄을 감싸는 건초에 염증이 생기는 질환으로, 가장 흔히 영향을 받는 부위는 엄지손가락이다. 그러나 반복적으로 사용하는 모든 손가락, 팔 또는 발에서도 발생할 수 있다.

 치료법

1. 포인트크롬 요법

환측 엄지손가락 통증

엄지를 세우면 엄지손가락 관절에 생기는 움푹 들어간 곳(대장 경락) 양계혈(7)에 N극을, 거기에서 팔꿈치 쪽으로 뼈(요골 경상돌기)를 사이에 두고 폐경락 열결혈(6)에 S극을 붙인다.

2. 수기요법

운문혈을 지압한다.

3. 식품과 약재

오가피, 우슬, 표고버섯 차, 계피·생강차 등을 달여 마시면 통증 완
화에 도움이 된다.

5) 손가락 통증·저림

손가락 통증과 저림은 일상생활에서 자주 나타날 수 있는 증상으로, 다양한 원인에 의해 발생할 수 있다. 주된 원인으로는 손목터널 증후군, 건초염 또는 신경 압박을 꼽을 수 있다. 손가락을 지나치게 많이 사용하거나 잘못된 자세로 작업을 계속하면 신경이나 힘줄에 부담이 가해져 이러한 증상이 나타날 수 있다. 특히, 컴퓨터 사용이나 반복적인 작업은 손가락 통증과 저림을 악화시킬 수 있다.

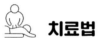 **치료법**

1. 포인트크롬 요법

엄지손가락은 폐경락(6), 검지는 대장 경락(7), 중지는 심포 경락(5), 약지는 삼초 경락(1), 새끼손가락은 소장 경락(2)과 심경락(1)으로 되어 있기 때문에 그 경락상 통증이 있는 연장선상에서 손목 주름보다 약간 팔꿈치 방향으로 N극을, 1cm 정도 상방으로 S극을 붙인다.

손가락 관절의 통증

아픈 관절의 엄지 쪽에 7번 S극을, 새끼손가락 쪽에 2번 N극을 붙인다.

2. 수기요법

운문혈을 지압한다.

3. 식품과 약재

고삼, 고추, 매실, 생율, 식초, 콩나물, 흑설탕 등을 먹으면 증상 완화에 도움이 된다.

3. 허리 통증(요부염좌)

허리가 뻐끗한 증상(척추를 중심으로 통증이 있을 때)

동의보감에서는 요통을 발생 원인에 따라 크게 10여 가지로 구분하고 있다. 심리적 스트레스와 관련된 기요통, 허리를 뻐끗하며 생기는 좌섬 요통, 혈액순환 장애로 인해 나타나는 어혈 요통이 있다. 또한 찬바람과 추위로 인해 생긴 풍요통과 한요통, 습한 환경 노출로 발생하는 습요통, 그리고 더위와 습기가 동시에 영향을 미치거나 기름진 음식을 과식해 생기는 습열 요통이 이에 포함된다. 담음 요통은 흔히 '담' 걸림으로 알려져 있으며, 폭음·폭식으로 인한 식적 요통이나 자세 불량에 의한 골반 변위성 요통이 주요 원인으로 꼽힌다.

특히 한방에서는 남성과 여성의 신기가 허약해져 나타나는 신허 요통에 주목한다. 이는 신경계의 약화로 인해 요추를 지탱하는 근육과 인대가 이완되면서 발생하며, 오래 서 있거나 앉아 있으면 허리가 은은하게 아파 오는 것이 특징이다. 이를 예방하려면 보신 요법과 하체 근육 강화를 위한 꾸준한 운동이 필요하다. 또한, 잘못된 자세와 무리한 운동은 골반 변위를 유발하여 척추에 과부하를 주고 추간판 탈출증, 즉 흔히 말하는 디스크로 이어질 수 있다. 이러한 점에서 허리 근육 강화와 올바른 자세 유지가 중요하다.

치료법

1. 포인트크롬 요법

허리의 오른쪽이 아플 때

① 오른손 삼초 경락 외관혈(1)에 S극을, 왼발 담경락 임읍혈(5)에 N
극을 붙인다.

② 왼손 소장 경락 후계혈(2)에 N극을, 오른발 방광 경락 심맥혈(8)
에 S극을 붙인다.

허리 중앙이 아플 때

① 좌우 중 한쪽 소장 경락 후계혈(2)에 S극을, 반대쪽 방광 경락 신
맥혈(8)에 N극을 붙인다.

② 독맥 경락 대추혈(2)에 S극을 붙인다.

③ 허리가 아픈 곳, 즉 아시혈에 N극을, 그 좌우로 2cm 정도 띄우
고 S극을 붙인다.

허리 중앙 또는 양쪽이 아플 때

양손의 소장 경락 후계혈(2)과 삼초 경락 외관혈(1)에 S극을, 양발의
방광 경락 신맥혈(8)과 담경락 임읍혈(5)에 N극을 붙인다.

허리 한쪽이 특히 아플 때

① 양손 소장 경락 후계혈(2)에 S극을, 양발 방광 경락 신맥혈(8)에 N극을 붙인다.

② 더 아픈 쪽 삼초 경락 외관혈(1)에 S극을, 아프지 않은 쪽 담경락 임읍혈(5)에 N극을 붙인다.

요통의 종류

① 대장 이상 요통
- 변비나 설사가 많다.
- 신유혈(8)과 대장유혈(8)에 N극을 강하게 붙인다.

② 위나 췌장 이상으로 인한 요통
- 공손혈(3)과 기문혈(4) 혈에 N극을 강하게 붙인다.

③ 요부염좌
- 마사지를 하면 요통이 심해지는 경우, 태백혈(3), 공손혈(3), 풍윤혈(6), 현종혈(5) 혈에 N극을 강하게 붙인다

2. 수기요법

합곡혈, 태충혈, 견료혈, 승산혈을 지압한다.

3. 식품과 약재

검은콩 물, 모과차, 속단, 오가피차, 인삼차, 홍삼차, 홍화씨차, 현미율무밥 등을 먹으면 증상 완화에 도움이 된다.

당귀의 효능

당귀의 뿌리는 맛이 달고 약간 매운 편이며, 약성은 따뜻하다. 주로 혈액을 생성하는 데 작용하며, 심장을 튼튼하게 하고 몸의 허약함을 보강한다. 이와 함께 어혈을 풀어 주는 효능도 지니고 있다.

혈액을 보강하고 순환을 개선하며, 월경을 순조롭게 하고 월경통을 완화하는 효능이 있다. 또한 건조함을 촉촉하게 하고 장을 윤활하게 하는 데 도움을 준다.

독활의 효능

뿌리는 매운맛이 나고 약성이 따뜻하며, 목이 뻣뻣하여 펴지 못하는 증상을 완화한다. 또한 양쪽 다리가 무겁고 저린 증상을 개선하며, 풍을 없애고 습을 제거하는 데 도움을 준다. 인체의 표층을 풀어 주며 통증을 완화하고, 허리 요통 질환의 예방과 치료에 효과적이다.

두충의 효능

두충은 맛이 달고 약성이 따뜻한 약재로, 몸을 따스하게 하고 기운을 보충하는 역할을 한다. 간과 콩팥의 기능을 강화하고, 근육과 뼈를 튼튼하게 하며, 임신 중 태아를 안정시키는 데 도움을 준다. 특히 정기를 고정시키는 효능이 뛰어나며, 소변이 찔끔거리는 증상과 허리와 무릎의 은근한 통증을 완화하는 데 효과적이다.

이외에도 혈압을 조절하고, 관절과 힘줄을 보호하는 작용을 한다. 노화로 약해진 몸을 보강하며, 전반적인 건강 증진에도 효과적이다.

파극의 효능

파극은 부조초의 뿌리에서 얻는 약재로, 맛이 달고 약성이 따뜻하다. 신장의 양기를 보충하고, 근육과 뼈를 강화하며, 풍과 습을 제거하는 효능이 있다. 파극은 약해진 몸을 회복시키며, 남성의 조루와 몽유병 치료에 효과적이다. 또한 인체의 근본을 튼튼히 하는 데 도움을 준다.

4. 다리 통증

1) 변형성 슬관절 무릎 통증

슬관절(무릎 관절)은 인체에서 가장 큰 관절로, 대퇴골(허벅지뼈)과 경골(정강이뼈), 슬개골(무릎뼈)로 구성된 복잡한 구조이다. 나이가 들면서 골두가 마모되거나 칼슘이 침착되는 변화가 발생할 수 있다. 또한 관절이나 슬개골에 뼛조각이 유리되거나 근육과 인대가 노화로 인해 위축되는 현상이 나타날 수 있다. 이러한 과정에서 관절 주변에 가느다란 가지 모양의 뼛조각이 생기며, 이는 관절의 움직임을 방해하거나 통증과 염증을 일으킬 수 있다.

이러한 슬관절 문제는 주로 운동선수들에게 흔히 발생하지만, 노인들에게도 자주 나타난다. 변형성 무릎관절증에 걸리면 통증뿐만 아니라 무릎 관절이 변형되어 제대로 구부릴 수 없게 된다. 게다가 무릎은 체중이 중력이 실리는 부위로, 걸을 때마다 부담이 가해지기 때문에 인내심을 갖고 치료해야 한다.

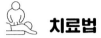

치료법

1. 포인트크롬 요법

무릎 바깥쪽 통증

① 건측(아프지 않은 쪽) 삼초 경락 외관혈(1)에 S극을 붙인다.

② 환측 담경락 임읍혈(5)에 N극을 붙인다.

③ 슬개골 바깥쪽 담경락상 위쪽 모서리 아래에 S극을, 양릉천혈(5)에 N극을 붙인다.

④ 환측의 슬개골 바깥쪽 위경락상 위쪽 모서리에 S극을, 위경락상 독비혈(6)에 N극을 붙인다.

무릎 안쪽의 통증

① 건측의 심포 경락 내관혈(5)에 N극을 붙인다.

② 환측의 비경락 공손혈(3)에 S극을 붙인다.

③ 환측의 슬개골 안쪽 아래 비경락 선상 음릉천혈(3)에 S극을, 비경락 선상 위쪽 모서리에 N극을 붙인다.

④ 환측의 슬개골 안쪽 아래 간경락 선상 곡천혈(4)에 S극을, 간경락 선상 위쪽 모서리에 N극을 붙인다.

안쪽과 뒤쪽 통증

노인성 슬관절증으로 많이 병발하는 것이 무릎 안쪽과 뒤쪽의 통중이다. 붓고 열이 나고, 무릎에 물이 고인다. 그러면 무릎이 굽혀지지 않거나 아파서 정좌를 할 수 없다. 치료를 계속하면 극심한 통증이 완화되고, 무릎을 구부릴 수 있게 된다.

양쪽 무릎이 아플 때

① 좌우 어느 한쪽 다리의 비경락 공손혈(3)에 S극을, 반대쪽 손의 심포 경락 내관혈(5)에 N극을 붙인다.

② 발의 방광 경락 신맥혈(8)에 S극을, 손의 소장 경락 후계혈(2)에 N극을 붙인다.

한쪽 무릎이 아플 때

건측 다리의 비경락 공손혈(3)과 방광 경락 신맥혈(8)에 S극을, 환측 손의 심포 경락 내관혈(5)과 소장 경락 후계혈(2)에 N극을 붙인다.

2. 수기요법

환부 주변을 추마와 근막 스트레칭을 하고, 위량혈, 음릉천혈, 양릉천혈, 위중혈, 곡천혈과 후상장골극을 지압한다.

퇴행성 관절염에는 대퇴사두근

퇴행성 관절염은 오래 앉아 있거나 활동량이 적은 경우에도 흔히 발생한다. 이를 비활동성 퇴행성 관절염이라 하며, 관절 움직임 부족으로 무릎 관절 연골이 영양을 공급받지 못해 대퇴사두근이 약화되면서 체중을 지지하지 못해 통증을 유발한다.

반대로 운동량이 많아 대퇴사두근이 과활성화되면 슬개골을 끌어올려 관절 구조를 변형시키고, 퇴행성 변화를 가속화해 통증을 초래한다. 따라서 대퇴사두근의 과긴장을 완화하는 것도 중요하다. 대퇴사두근은 허벅지 앞쪽에 위치하며 대퇴직근, 외측광근, 내측광근, 중간광근으로 구성된 강한 근육이다.

의자에서 일어날 때 무릎이 아프다면 외측광근

외측광근이 과도하게 긴장할 경우, 의자에서 일어나기만 해도 무릎에 통증이 느껴진다. 외측광근은 허벅지 앞쪽에 있는 대퇴사두근 중 하나로 허벅지 바깥쪽에 위치해 있다. 체중 부하로부터 무릎 관절의 안정성을 지키는 기능을 한다.

뛸 때 무릎에 통증이 있다면 슬개건

달리기를 하거나 걸을 때마다 무릎뼈 아래쪽에 시큰거리는 통증이나 열감, 부종 등의 증세가 나타난다면 슬개건에 문제가 생긴 것이다. 이는 과도하게 긴장한 대퇴사두근과 관련이 있다. 슬개건은 대퇴사두근의 연장선으로, 무릎 앞쪽에서 만져지는 뼈인 슬개골에서 정강이뼈로 이어져 있는 힘줄이다.

무릎에서 나는 소리에는 장경인대

바닥에 앉았을 때 무릎에서 뚝뚝 소리가 나는 경우, 통증이 없어 이를 간과하기 쉽다. 소리의 원인은 두 가지로 나뉜다. 첫째, 힘줄이 뼈와 마찰하며 나는 소리이며, 이는 일시적으로 나타났다 사라진다. 둘째, 관절 내 활액 기포가 터지면서 나는 소리로, 관절의 윤활 작용 중 발생한다. 통증이 없다면 큰 문제가 없어 보일 수 있으나, 방심해서는 안 된다.

무릎 관절은 체중을 지지하는 중요한 구조로 안정성이 핵심이다. 잘못된 생활 습관이나 반복적인 움직임은 무릎 주변 연조직에 스트레스를 가해 내반슬(O다리), 외반슬(X다리), 반장슬(뒤로 젖힌 무릎) 같은 변형을 초래하며, 관절에서 나는 소리로 이상 징후를 알 수 있다. 주요 원인 중 하나로 대퇴사두근 약화를 들 수 있는데, 이로 인해 장경인대가 대퇴사두근 역할을 대신하며 지속적인 긴장으로 구조적 손상이 발생해 소리가 나게 된다.

3. 식품과 약재

배추, 포도, 우유와 식초, 호두·깨, 두충차, 홍화씨차, 속단차, 우슬차 등을 먹으면 증상 완화에 도움이 된다.

2) 발목 염좌

염좌는 관절이 정상적인 가동 범위를 초과하여 인대가 과도하게 늘어나는 상황에서 발생하며, 일반적으로 발목 관절에서 가장 자주 나타난다.

스키, 스케이트, 돌을 밟거나, 계단을 잘못 디뎌 발목이 틀어지면 통증으로 고생할 수 있다. 그러면 발목이 부어오르고 통증이 심해져 움직일 수 없으며 걸음이 불가능해질 수도 있다.

통증은 외부 복사뼈 앞 근처에 집중되며, 내출혈이 발생할 수도 있다. 강한 내측 인대는 다리 관절을 지지하지만, 약한 외부는 손상되기 쉽다.

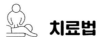

치료법

1. 포인트크롬 요법

① 환측의 삼초 경락 외관혈(1)에 S극을, 환측의 담경락 임읍혈(5)에 N극을 붙인다.

② 환측의 발 바깥 복사뼈 아시혈(더 아픈 점)을 찾아 N극을, 건측의

같은 위치의 아시혈에 S극을 붙인다.

2. 수기요법

좌골결절 안쪽을 지압한다.

3. 식품과 약재

배추, 포도, 식초, 호두·깨, 두충차, 홍화씨차 등을 먹으면 증상 완화에 도움이 된다.

3) 발뒤꿈치, 복사뼈의 통증

발뒤꿈치와 복사뼈 통증은 일상에서 흔히 겪을 수 있는 문제로, 다양한 원인에 의해 발생할 수 있다. 발뒤꿈치 통증은 주로 족저근막염이나 아킬레스건염과 같은 질환과 관련이 있다. 족저근막염은 발바닥의 근육을 연결하는 족저근막에 염증이 생기는 질환으로, 오랜 시간 서 있거나 걷는 활동이 많을 때 발뒤꿈치에 찌르는 듯한 통증을 유발한다. 아킬레스건염은 과도한 운동이나 갑작스러운 움직임으로 인해 아킬레스건에 염증이 생겨 뒤꿈치와 종아리 부근에 통증을 느끼게 하는 질환이다.

복사뼈 통증은 주로 발목 부상을 포함한 인대 손상, 염좌 또는 관절염에 의해 발생한다. 발목을 접질리거나 갑작스러운 충격을 받을 경우, 복사뼈 주변의 인대가 손상되어 통증과 부기가 동반될 수 있다. 또한, 관절염이 있는 경우 관절 부위의 염증이 복사뼈 통증으로 이어질 수 있으며, 만성적인 경우 움직임에 제한이 생길 수 있다.

포인트크롬 요법 강론

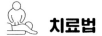
치료법

1. 포인트크롬 요법

발뒤꿈치 바닥이 아플 때
발뒤꿈치 바닥의 아픈 점에 S극을, 발뒤꿈치 방광 경락과 신경락 양쪽에 N극을 붙인다.

발뒤꿈치의 내·외측면이 아플 때
측면의 아픈 점에 N극을, 반대편의 같은 점에 S극을 붙인다.

복사뼈가 아플 때
① 외복사뼈와 내복사뼈의 아픈 점에 S극과 N극을 각각 붙인다.
② 복사뼈를 끼워서 N극을 연결하며, 외부 복사뼈의 정점이 아플 경우 외부 복사뼈에 N극을 붙이고, 안쪽 복사뼈에 S극을 부착한다.
③ 통증이 없어지지 않는 경우에는 N극과 S극의 위치를 반대로 붙여 교체하기도 한다.

2. 수기요법

승산혈, 비양혈과 좌골결절 안쪽을 지압한다.

3. 식품과 약재

배추, 포도, 식초, 호두·깨, 두충차, 홍화씨차 등을 먹으면 증상 완화에 도움이 된다.

4) 족저근막염

걸을 때마다 콕콕 쑤시고 찌릿한 통증이 느껴진다면 족저근막염일 가능성이 크다. 족저근막염은 발바닥의 아치를 유지하는 넓은 섬유 조직인 족저근막에 염증이 생기는 질환이다. 족저근막염은 족저근막이 팽팽히 늘어난 상태에서 충격을 받을 때 발생한다. 그렇다면 족저근막은 왜 팽팽하게 늘어날까? 종아리 근육이 단축되거나 긴장하여 족저근막을 위로 잡아당기고, 발바닥 내재근이 짧아지면서 족저근막이 팽팽해지기 때문이다. 이런 상태에서 발뒤꿈치뼈인 종골에서 발바닥 앞쪽까지 이어진 족저근막이 반복적으로 충격을 받으면 염증과 통증이 생긴다.

치료법

1. 포인트크롬 요법

① 신장 경락 용천혈(2)에 S극을, 태계혈(2)에 N극을 붙인다.
② 담경락 규음혈(5)에 N극을, 협계혈(5)에 S극을 붙인다.

『포인트크롬 요법』에서는 규음혈에 S극, 협계혈에 N극을 붙였지만, 임상 결과 규음혈에는 N극을, 협계혈에는 S극을 사용하는 것이 더 효과적이었다.

2. 수기요법

승산혈, 비양혈과 발바닥 내재근을 이완시키는 지압을 한다.

3. 식품과 약재

배추, 포도, 식초, 호두·깨, 두충차, 홍화씨차 등을 먹으면 증상 완화에 도움이 된다.

5. 그 밖의 근골격계 통증

1) 통풍

통풍은 요산이 신장에서 소변으로 배출되지 않아 관절이나 신장에 쌓여서 생기는 질병이다. 요산은 결정 구조가 바늘처럼 날카로워서 조직을 자극하며, 그로 인해 극심한 염증과 통증을 유발한다. 주요 증상은 극심한 통증과 부기이다.

갑작스러운 관절 통증과 함께 관절이 붉게 부어오르고, 체온이 약 39도까지 오르는 고열이 동반될 수 있다. 통증은 주로 엄지발가락 관절에서 발생하지만, 발목, 무릎, 팔꿈치, 손가락, 어깨에서도 나타날 수 있다.

 치료법

1. 포인트크롬 요법

공통 치료점

① 독맥 경락 대추혈(2)과 임맥 경락 중완혈(6)에 각각 S극을 붙인다.

② 엄지발가락 관절에 통증이 있을 때, 아픈 관절의 비경락 은백혈 (3)과 간경락 대돈혈(4)에 각각 N극을 붙인다.

③ 발목 관절에 통증이 있을 때는 위경락 해계혈(6)에 S극을, 발가락 쪽 비경락 태백혈(3)에 N극을 붙인다.

2. 수기요법

전신 추마 시술을 한다.

3. 식품과 약재

통풍 관리의 핵심은 요산 수치를 낮추는 것이다. 단백질, 특히 고기와 생선에 포함된 퓨린이 체내에서 분해되며 요산을 생성하기 때문에 단백질 섭취를 제한해야 한다. 또한, 물을 충분히 마시면 소변을 통해 요산 배출이 촉진되어 효과적으로 관리할 수 있다.

연근, 우엉, 곤약, 시금치, 당근, 오이, 참외, 콩나물, 수박, 은행, 감자, 고구마, 순무 등을 먹으면 증상 완화에 도움이 된다.

2) 다리의 피로와 통증

무리한 운동 후 발목, 종아리(비복근), 허벅지에 과도한 부하가 걸리면 부기와 당기는 통증이 나타날 수 있다. 이는 급격한 운동으로 인한 순환 장애로 젖산이 제대로 분해되지 않고 축적되면서 혈액 순환이 지연되기 때문이다. 축적된 젖산은 혈관과 신경을 자극해 피로와 근육통을 유발한다.

치료법

1. 포인트크롬 요법

① 발목 안쪽 복사뼈 신경락상 태계혈(2)에 N극을, 그 위쪽으로 1cm 떨어뜨려 S극을 붙인다.
② 발목 바깥쪽 방광 경락상 외복사에서 곤륜혈(8)에 S극을, 그 위쪽으로 1cm 떨어뜨려 N극을 붙인다.

2. 수기요법

환부는 추마와 근막 스트레칭을 통해 완화하며, 동시에 지압을 시행한다. 지압은 각 신경에 해당하는 혈자리를 대상으로 한다. 경골신경은 위중과 승산 혈자리를, 총비골신경은 양릉천과 부극 혈자리를, 후경골신경은 태계 혈자리를 지압한다. 또한 심비골신경은 중봉과 태충, 천비골신경은 해계, 비곡신경은 비양과 곤륜 혈자리를 지압한다.

3. 식품과 약재

율무, 영지 등을 먹으면 증상 완화에 도움이 된다.

3) 경추 아탈구 통증

경추 아탈구는 경부에 순간적으로 가해지는 심한 충격으로 인해 발생한다. 대표적으로 교통사고와 같은 외부 충격이 원인이 된다. 이로 인해 긴장성 두통이 지속되며, 머리가 무겁고, 목 주변이 경직되거나 어깨와 등 부위에 자주 긴장이 나타나는 증상이 동반된다.

치료법

1. 포인트크롭 요법

오른쪽으로 목을 돌렸을 때, 특히 아픈 경우

① 오른손 소장 경락 후계혈(2)에 S극을, 왼발 방광 경락 신맥혈(8)에 N극을 붙인다.

② 왼손 심포 경락 내관혈(5)에 S극을, 오른발 비경락 공손혈(3)에 N극을 붙인다.

③ 독맥 경락 대추혈(2)에 S극을, 목을 움직여 아픈 곳에 N극을 붙인다.

④ 흉추 주변에 아픈 곳이 있으면 그 지점에도 N극을 붙인다.

⑤ 목덜미의 아시혈에 N극을, 그 반대쪽에 S극을 붙인다.

2. 수기요법

목 교정과 관충혈, 인당혈, 태양혈을 지압한다.

3. 식품과 약재

호박씨가 증상 완화에 도움이 된다.

포인트크롬 요법 강론

4) 경항통

경항통은 아침에 일어났을 때 목이 답답하고 불편한 느낌으로 시작해 점차 통증이 심해지며, 결국 목을 움직이는 데 어려움을 겪게 된다. 주된 원인으로는 잘못된 수면 자세, 베개의 높이, 갑작스러운 경추 긴장 또는 근육 염좌가 있다. 목 주변의 경직과 통증이 심해지면 일상적인 움직임이 제한되어 불편함이 더 커질 수 있다.

 치료법

1. 포인트크롬 요법

잠을 잘못 잘 때
건측(아프지 않은 쪽) 소장 경락 후계혈(2)에 S극을, 반대쪽 방광 경락 신맥혈(8)에 N극을 붙인다.

좌우로 향하지 않을 때
독맥 경락 대추혈(2)에 S극을, 대추혈 옆에서 목을 좌우로 돌렸을 때 아픈 쪽으로 2~3cm 떨어진 부위에 N극을 붙인다.

위아래로 움직임이 거북할 때

먼저, 독맥 경락 대추혈(2)에 S극을 붙인다. 그 다음, 목을 뒤로 젖혀 위쪽을 보려고 할 때 움직임이 제한되거나 불편하면, 대추혈 바로 위의 오목한 부위에 N극을 붙인다. 반대로, 목을 아래로 숙이려 할 때 움직임이 제한되거나 불편하면 대추혈 바로 아래의 오목한 부위에 N극을 붙인다.

2. 수기요법

목 교정과 인당혈, 태양혈을 지압한다.

3. 식품과 약재

오가피, 칡, 엄나무껍질, 쑥부쟁이와 감초 달인 물, 양파 달인 물 등을 먹으면 증상 완화에 도움이 된다.

5) 목의 결림과 통증

목의 결림과 통증은 직업적으로 목 주변 근육을 과도하게 사용하는 사람들에게 흔히 발생한다. 이러한 경우, 목 근육이 긴장하면서 혈관과 신경이 압박을 받아 통증이 유발될 수 있다. 또한, 일정한 방향으로 장시간 고개를 돌리거나 같은 자세를 유지하는 업무를 수행하는 사람들에게도 목의 결림과 통증이 나타나기 쉽다. 예를 들어, 컴퓨터 작업을 장시간 하거나 전화기를 자주 사용하는 직업군이 이에 해당된다.

이러한 상황이 지속되면 근육 피로와 함께 목의 유연성이 떨어지고, 어깨와 등에도 통증이 퍼질 수 있다. 초기에는 자세 교정과 가벼운 스트레칭으로 완화가 가능하지만, 증상이 지속되거나 심해지면 적절한 치료와 관리가 필요하다.

치료법

1. 포인트크롬 요법

① 환측의 소장 경락 후계혈(2)에 N극을, 건측의 방광 경락 신맥혈

⑻에 S극을 붙인다.

② 목 결림·통증이 심한 곳에 S극을 붙이고, 반대쪽 목에 N극을 붙인다.

2. 수기요법

인당혈, 태양혈을 지압한다.

3. 식품과 약재

오가피, 엄나무껍질, 쑥부쟁이와 감초 달인 물, 양파 달인 물, 칡 등을 먹으면 증상 완화에 도움이 된다.

6) 비복근(종아리 경련)

　수면 중 종아리에 쥐가 나 잠에서 깨어나는 경우가 있다. 이러한 증상은 통증에 대한 두려움으로 잠들기가 어려운 상황을 초래하기도 한다. 낮에 격렬한 스포츠나 조깅을 한 이후 한밤중에 극심한 통증으로 깨어나는 경우도 있다. 비복근 경련은 근육에 과도한 피로가 누적되어 발생하며, 이는 주요 원인 중 하나로 작용한다. 또한, 신장 질환으로 인해 쥐가 발생할 수 있으므로, 자주 쥐가 난다면 신장의 이상 여부를 검사하는 것이 필요하다.

치료법

1. 포인트크롬 요법

① 환측(아픈 쪽) 다리의 방광 경락 신맥혈(8)에 N극을, 건측 손의 소장 경락 후계혈(2)에 S극을 붙인다.
② 건측의 신경락 조해혈(2)에 S극을, 환측의 폐경락 열결혈(6)에 N극을 붙인다.
③ 독맥 경락 대추혈(2)에 S극을, 방광 경락 승산혈(8)에 N극을 붙

인다.

2. 수기요법

환측을 추마와 근막 스트레칭을 하고, 방광경의 금문혈과 승산혈을 지압한다.

3. 식품과 약재

강황, 엄나무껍질, 쑥부쟁이와 감초 달인 물, 양파 달인 물, 울금, 팽이버섯, 칡 등을 먹으면 증상 완화에 도움이 된다.

7) 류마티스

만성 관절 류마티스는 류마티스 질환 중에서 빈도가 높고 치료가 어려운 질환이다. 이 질환은 어깨, 무릎, 손목, 손가락 등 관절 좌우 대칭의 동일한 부위에 심한 통증을 유발하며, 열과 붓기가 반복되는 특징이 있다.

류마티스 통증은 신경통과 비슷한 강도를 보이지만, 차이가 있다. 신경통은 아픈 부위를 강하게 누르면 통증이 완화되는 반면, 류마티스는 오히려 통증이 더 심해진다.

류마티스의 일반적인 특징은 통증이 좌우 대칭으로 나타나는 것이다. 다만, 등, 허리, 손발 끝 관절은 통증 부위에서 제외되는 경향이 있다. 따라서 손발 관절이 좌우 대칭으로 아프더라도 손가락 관절에만 통증이 국한된다면 류마티스가 아닐 가능성이 높다.

한편, '류마티스'라는 이름은 그리스어에서 유래했으며, 그 뜻은 '흐른다'이다. 이는 류마티스 통증이 팔꿈치, 무릎, 어깨, 손, 발목 관절 등으로 옮겨 다니는 특징을 반영한 것이다.

치료법

1. 포인트크롬 요법

① 양손의 소장 경락 후계혈(2)에 S극을, 양다리의 방광 경락 신맥혈(8)에 N극을 붙인다.

② 어느 한쪽 다리의 담경락 임읍혈(5)에 S극을, 그 반대쪽 손의 바깥쪽 삼초 경락 외관혈(1)에 N극을 붙인다.

③ 붙이지 않은 쪽 다리의 비경락 공손혈(3)에 S극을, 붙이지 않은 쪽 손목 심포 경락 내관혈(5)에 N극을 붙인다.

류마티즘 연관 치료법

독맥 경락 대추혈(2)과 임맥 경락 전중혈(6)에 S극을 붙이고, 그 외에는 아래와 같이 붙인다.

손목, 손가락 아플 때

① 환측의 삼초 경락 외관혈(1번)에 N극을, 손가락 쪽으로 1cm 떨어뜨려 S극을 붙인다.

② 다른 손가락들도 아프면 대장 경락(7), 소장 경락(2), 삼초 경락(1), 음경락에서는 심포경의 내관을 중심 선상에 두고 폐경락(6), 심포 경락(5), 심경락(1)의 흐름에 따라 S극과 N극의 위치를 바꿔주면 된다.

③ 추가로 대장 경락 보법과 소장 경락 보법을 시술한다.

2. 수기요법

소장유혈, 운문혈 지압과 전신 추마 요법과 근막 스트레칭을 시술한다.

3. 식품과 약재

강황, 오가피, 엄나무껍질, 쑥부쟁이와 감초 달인 물, 양파 달인 물, 울금, 팽이버섯, 칡 등을 먹으면 증상 완화에 도움이 된다.

강활의 효능
강활은 맛이 맵고 약성이 따뜻한 약재로, 인체 표층의 찬 기운을 발산시켜 풍과 습기를 제거하는 데 효과적이다. 또한 관절을 부드럽게 하여 움직임을 원활하게 돕는다.
주요 효능으로는 풍과 습기를 없애고, 몸의 통증, 두통, 근골의 당김 증상을 완화시키는 데 탁월하다.

방풍나무 뿌리의 효능
방풍나무 뿌리는 맛이 달고 약성이 따뜻한 약재로, 인체 표층의 기혈 순환을 원활하게 하고 풍사를 제거하는 데 탁월하다. 또한 습기를 제거하고 통증을 완화시키는 승습지통 효과를 지녀 관절염의 예방과 치료에 도움을 준다.

주요 효능으로는 뼈마디가 저리고 아픈 증상을 개선하며, 풍으로 인한 증상, 입 마비, 머리 어지럼증 등을 완화시키는 데 효과적이다.

8) 고관절 통증

고관절 통증은 고관절을 둘러싼 연골, 근육, 힘줄 등 구조의 손상이나 염증으로 인해 발생한다. 주요 원인으로는 관절염, 연골 손상, 고관절의 과사용 또는 부상 등이 있다. 고관절 통증은 흔히 사타구니 부위에서 시작되며, 걷거나 앉았다 일어날 때 통증이 악화되는 경우가 많다. 이 외에도 허리나 대퇴부로 퍼지는 방사통이 동반되기도 한다.

 치료법

1. 포인트크롬 요법

환측(아픈 쪽)에 태충혈, 음릉천혈, 현종혈, 부양혈, 대추혈 옆 혈에 N극을 강하게 붙인다.

2. 수기요법

견료, 태충, 음릉천, 현종, 부양, 대추혈 옆을 지압한다.

3. 식품과 약재

엄나무껍질, 쑥부쟁이와 감초 달인 물, 양파 달인 물, 칡 등을 먹으면 증상 완화에 도움이 된다.

9) 척배통

척배통은 척추와 등에 발생하는 통증으로, 다양한 원인에 의해 나타나는 질환이다. 주요 원인으로는 잘못된 자세, 척추 디스크, 근육 긴장, 그리고 염증 등이 있다. 특히 오래 앉아 있거나 비정상적인 자세를 유지하는 경우, 척추와 등에 과도한 부담이 가해져 통증이 발생할 수 있다. 심각한 경우에는 신경이 눌리거나 염증이 진행되어 목, 허리, 혹은 다리로 방사통이 나타날 수 있다.

척배통을 예방하고 관리하기 위해서는 올바른 자세를 유지하는 것이 중요하다. 규칙적인 스트레칭과 운동을 통해 척추 주변 근육을 강화하고 유연성을 높이는 것이 도움이 된다.

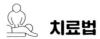

치료법

1. 포인트크롬 요법

① 방광 경락 신맥혈(8)에 S극을, 소장 경락 후계혈(2)에 N극을 붙인다.
② 담경락 임읍혈(5)에 S극을, 삼초 경락 외관혈(1)에 N극을 붙인다.

③ 운문혈(8), 승산혈(8), 곤륜혈(8), 척추의 흉추 11과 12부분에는 2번으로 N극을 강하게 붙인다.

2. 수기요법

척추 주변을 추마와 근막 스트레칭으로 풀어주고, 합곡, 운문, 승산, 곤륜, 그리고 척추의 11번과 12번 부위를 지압한다.

3. 식품과 약재

오가피, 엄나무껍질, 쑥부쟁이와 감초 달인 물, 양파 달인 물, 칡 등을 먹으면 증상 완화에 도움이 된다.

2장

내분비 질환

1. 내분비 질환의 증상과 원인

내분비 질환은 피로, 체중 변화, 피부 이상, 심한 갈증, 불규칙한 생리 주기, 성장 지연 또는 과다 성장, 기분 변화 등 다양한 증상으로 나타날 수 있다. 이는 호르몬 불균형이 신체의 여러 기능에 문제를 일으키기 때문이다.

내분비 질환의 원인은 유전적 요인, 자가면역 질환, 감염, 스트레스, 식생활의 변화, 환경적 요인 등으로 다양하다. 또한 내분비 기관(예: 갑상선, 부신, 췌장 등)의 손상 또는 비정상적인 작용이 원인이 될 수 있다.

포인트크롬 반응 진단혈

당뇨병
- 이유혈: 제8흉추 등뼈 아래, 좌우 각각 1촌 5푼.
- 신계혈: 넓적다리 전면, 무릎 위로 6촌.

갑상선 기능항진

- 수돌혈: 복장뼈 상단 천돌혈 위로 1촌, 좌우 각각 5푼.
- 전곡택혈: 팔오금 주름 중심 곡택 아래로 1촌.

갑상선 기능 저하

- 신유혈: 제2요추 허리뼈 아래, 좌우 각각 1촌 5푼.
- 전곡택혈: 팔오금 주름 중심 곡택 아래로 1촌.

갑상선 종양

- 수돌혈: 복장뼈 상단 천돌혈 위로 1촌, 좌우 각각 5푼.
- 전곡택혈: 팔오금 주름 중심 곡택 아래로 1촌.
- 신내극혈: 팔오금 주름 중심 곡택 아래로 1촌.

급만성 췌장염

- 지기혈: 중완과 수분을 잇는 위치로, 음릉천혈 아래로 3촌, 배꼽 위로 각각 4촌과 1촌.
- 이유혈: 제8흉추 등뼈 아래, 좌우 각각 1촌 5푼.

편두통

- 경추2: 제2목뼈 아래, 좌우 각각 2촌 5푼.
- 통천혈: 정수리 백회혈에서 앞쪽으로 1촌, 좌우 각각 1촌 5푼.

어지럼증

- 경추2혈: 제2목뼈 아래, 좌우 각각 2촌 5푼.

- 두풍혈: 넓적다리 바깥쪽, 풍시혈에서 위로 3촌.

신경쇠약

- 신도혈: 제5등뼈 아래의 오목한 곳, 목덜미 근육과 깊은 관련.
- 목덜미 근육의 좌우 균형이 상실될 경우 신도 부위에 영향.

불면증

- 심유혈: 제5흉추 등뼈 아래, 좌우 각각 1촌 5푼.
- 목덜미 근육과 밀접하게 연결되며, 균형 상실 시 영향.

1) 자율신경 실조증

자율신경 실조증은 공황 장애와 비슷한 증상을 보인다. 대표적으로 이명, 숨 가쁨, 걸을 때 땅이 흔들리는 느낌 등이 나타날 수 있다. 병원에서 이상을 확인하기 어려운 경우도 종종 있다. 불면증으로 인해 쉽게 피로해지고, 가슴에서 불안감을 느낄 수 있다. 또한, 부정맥과 식은땀이 나타나며 안정감을 잃는 경우도 있다.

주요 원인은 신체적, 정신적 스트레스의 누적으로, 스트레스는 자율신경을 자극해 다양한 증상을 유발한다. 이 과정에서 증상이 악화되는 악순환이 반복될 수 있다.

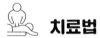 **치료법**

* *

1. 포인트크롬 요법

처방 1

① 오른발 비경락 공손혈(3)에 S극을, 왼손 심포 경락 내관혈(5)에
  N극을 붙인다.

② 오른손 소장 경락 후계혈(2)에 S극을, 왼발 방광 경락 신맥혈(8)

에 N극을 붙인다.

③ 임맥 경락 전중혈(6)에 N극을, 그 바로 뒤 척추의 독맥 경락 영
도혈(2) 오목한 곳에 S극을 붙인다.

④ 독맥 경락 대추혈(2)과 임맥 경락 상복부 거골혈(6)에 S극을 붙
인다.

⑤ 아픈 곳, 이상을 느끼는 곳인 아시혈에 N극을 붙인다.

처방 2

① 신장 경락 보규혈(2)에 N극을, 태계혈(2)에 S극을 붙인다.

② 방광 경락 지음혈(8)에 S극을, 위중혈(8)에 N극을 붙인다.

③ 소장 경락 후계혈(2)에 S극을, 전곡혈(2)에 N극을 붙인다.

④ 심포 경락 대릉혈(5)에 S극을, 곡택혈(5)에 N극을 붙인다.

⑤ 간경락 행간혈(4)에 S극을, 중봉혈(4)에 N극을 붙인다.

2. 수기요법

흉각의 앞면과 뒷면을 추마와 근막 스트레칭을 시술하고, 태계혈,
족삼리혈을 지압한다.

3. 식품과 약재

죽엽을 차로 마시면 증상 완화에 도움이 된다.

2) 갱년기 장애

자율신경 실조증과 갱년기 증상은 비슷한 양상을 보이지만 원인에서 차이가 있다. 자율신경 실조증은 신체적, 정신적 스트레스가 자율신경을 자극하여 발생한다. 반면 갱년기 증상은 여성이 중년에 접어들며 생리 이상이나 완경 등으로 인해 호르몬 불균형이 나타나면서 생기는 신체적 변화이다.

증상으로는 어지럼증, 이명, 인후 이물감, 두통, 요통, 발한, 냉랭함과 오름감, 숨 가쁨, 변비, 빈뇨, 손발 말단 저림, 전신 권태 등이 있으며, 이러한 증상들은 얽히고설켜 상태를 악화시킬 수 있다.

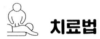 **치료법**

1. 포인트크롬 요법

처방 1

① 오른발 비경락 공손혈(3)에 S극을, 왼손 심포 경락 내관혈(5)에
   N극을 붙인다.
② 오른손 소장 경락 후계혈(2)에 S극을, 왼발 방광 경락 신맥혈(8)

에 N극을 붙인다.

③ 상복부 중앙 가운데 임맥 경락 중완혈(6)에 S극을, 양발 비경락 삼음교혈(3)과 혈해혈(3)에 N극을 붙인다.

처방 2

음릉천혈(3), 비수혈(8), 관원혈(6), 삼음교혈(3)에 N극을 강하게 붙인다.

2. 수기요법

전신 추마와 근막 스트레칭을 통해 호르몬의 균형을 잡아주는 시술을 진행하며, 수천, 음릉천, 비수, 관원, 삼음교 등을 지압한다.

3. 식품과 약재

죽엽을 차로 마시면 증상 완화에 도움이 된다.

갱년기에 좋은 약재

당귀의 효능
당귀는 달콤하면서도 약간 매운 맛을 가진 따뜻한 약성의 약재다.

혈액을 생성하고 심장을 튼튼하게 하며, 몸의 허약함을 보강하는 데 효과적이다. 또한 어혈을 풀어 주는 효능이 있어 혈액 순환을 개선하고, 월경을 순조롭게 하며, 월경통 완화에도 도움을 준다. 이와 함께 건조함을 해소하고 장의 활동을 원활하게 돕는다.

용안육의 효능

용안육은 맛이 달고 약성이 따뜻하며, 주로 혈을 비장으로 순환시키는 데 작용한다. 건망증과 가슴 두근거림을 완화하며, 학생들의 지혜를 증진시키는 데도 유용하다.

심장과 비장의 기능을 보강하며, 혈액을 보충하고 정신을 안정시키는 효과가 있다. 또한 자궁근종의 예방과 치료에도 도움을 준다.

3) 당뇨병

　당뇨병은 고혈당(혈액 속의 포도당이 비정상적으로 많은 것)과 당뇨(소변에 당분이 있는 것)를 특징으로 하는 병이다. 고혈당은 췌장에서 분비되는 인슐린이라는 호르몬의 기능이 부족하여 발생하며, 폭음과 폭식으로 인한 비만도 주요 원인 중 하나이다. 따라서 비만 관리에 주의를 기울이는 것이 중요하다.

　증상으로는 피로감, 두통, 빈혈, 목마름, 식욕 과다, 변비 등이 나타날 수 있다. 또 피부가 가려워지고, 헌데가 생기기도 한다. 체중은 불었다 줄었다 하며, 시력이 떨어지고, 성욕도 감퇴하며, 불면 증상이나 신경통이 일어나는 수도 있다. 중증이 되면 혼수상태에 빠져 위험해진다. 일반적인 증상으로는 다음, 다식, 다뇨인 3가지 증상을 보인다.

　당뇨병은 인슐린 기능 저하로 인한 내분비계 이상으로 발생하며, 유전적 요인이 크게 작용한다. 주요 원인으로는 영양 과잉, 비만, 운동 부족, 스트레스 그리고 당분의 과다 섭취 등이 있다.

治료법

1. 포인트크롬 요법

처방 1

① 오른손 폐경락 열결혈(6)에 S극, 왼발 신경락 조해혈(2)에 N극을 붙인다.

② 독맥 경락 대추혈(2)에 S극을, 흉추 11번째 아래 척중혈(2)에 N극을 붙인다. 좌우 견갑골 하단을 잇는 높이는 흉추 7번과 8번 사이에 해당한다. 그 지점에서 아래로 네 번째 움푹 들어간 곳이 흉추 11번 아래의 척중혈이다.

처방 2

비경의 삼음교혈(3)에 S극을, 삼초경의 양지혈(1)에 N극을 붙이다.

2. 수기요법

전신 추마요법과 근막 스트레칭을 시술하고 명기(명치와 배꼽 사이) 부분을 추가로 시술한다. 비유혈, 중완혈, 삼초유혈, 은백혈을 지압한다.

3. 식품과 약재

감자, 검은깨, 구기자, 귀리, 돼지 살코기, 도라지, 더덕, 마늘, 메밀, 무, 양파, 연근, 우엉, 엽채류(깻잎, 미나리, 브로콜리, 상추, 시금치, 쑥갓, 양배추, 치커리, 케일, 파, 부추), 콩류, 돈나물, 산채류(느릅나물, 두릅나물, 취나물), 버섯류, 맥미두(보리, 현미, 검은콩), 해조류(김, 다시마, 미역, 해파리), 홍삼차 등을 먹으면 증상 완화에 도움이 된다.

황기의 효능

황기는 대표적인 기력 회복을 돕는 약으로, 당뇨병에 효과가 좋으며 식은땀을 멈추게 한다.

상엽의 효능

상엽은 뽕잎으로 풍과 열을 제거하고 발산시키는 효능을 지닌다. 또한 폐 기능을 맑게 하고 건조함을 해소하는 청폐윤조 작용을 한다. 혈당을 낮추는 데에도 효과가 있으며, 다만 신체가 지나치게 허약한 사람은 복용을 금해야 한다.

산조인(멧대추 씨)의 효능

멧대추 씨는 달콤한 맛과 평온한 약성을 지니며, 허약으로 인한 땀과 심한 갈증을 완화하는 데 효과적이다. 날것으로 섭취하면 수면 시간이 줄어들고, 볶아서 섭취하면 숙면을 돕는다. 혈당과 혈압을 낮추고, 신경쇠약과 갱년기 증후군 개선에도 효과가 있다. 또한 간 기능을 보강하고 심장을 안정시키며, 땀을 멈추고 진액을 생성하는 효능이 있다.

4) 만성피로 증후군

현대 사회에서의 피로는 주로 육체적 피로보다 정신적 피로가 증가하는 양상을 보인다. 정신적 피로는 신경과 감각의 과로에서 비롯되며, 육체적 피로에 비해 회복이 어렵고 더 심각한 영향을 미친다. 이러한 정신적 피로가 쌓이면 자율신경에 이상을 초래할 수 있다.

육체적 피로는 휴식이나 안정으로 회복되지만, 정신적 피로는 심각한 소진 상태를 초래하며, 회복이 쉽지 않다.

치료법

1. 포인트크롬 요법

① 오른손 소장 경락 후계혈(2)에 S극을, 왼발 방광 경락 신맥혈(8)에 N극을 붙인다.
② 왼손 폐경락 열결혈(6)에 N극을, 오른발 신경의 조해혈(2)에 S극을 붙인다.

③ 임맥 경락 전중혈(6)에 N극을, 그 바로 뒤 척추의 독맥 경락 오목한 곳에 S극을 붙인다.

2. 수기요법

전신 추마와 근막 스트레칭으로 시술한다. 태계혈, 족삼리혈, 삼음교혈을 지압한다.

3. 식품과 약재

죽엽, 산수유, 다래, 참깨, 잔대, 컬리 플라워, 생선, 식초, 토란, 사과꿀즙, 백합차 등을 먹으면 증상 완화에 도움이 된다.

쌍화차의 효능
쌍화차는 백작약, 숙지황, 황기, 당귀, 천궁, 계피, 감초로 구성된 쌍화탕이라는 처방을 토대로 한 약차로서, 몸 안의 음기와 양기가 균형을 이루도록 도와 전반적인 건강을 향상시키는 데 효과가 있다.

5) 골다공증

골다공증은 뼈의 밀도와 강도가 감소해 쉽게 골절될 위험이 커지는 질환이다. 주로 노화와 관련이 깊지만, 영양 불균형, 호르몬 변화 그리고 유전적 요인 또한 중요한 원인으로 작용한다. 특히 여성은 완경 이후 에스트로겐 수치가 급격히 감소하면서 골다공증 발병 위험이 높아진다. 골다공증은 초기에는 증상이 거의 없지만, 시간이 지나면서 뼈가 약해지고 쉽게 골절되는 상태에 이른다. 흔히 척추, 손목, 고관절 부위에서 골절이 발생할 수 있다.

 치료법

1. 포인트크롬 요법

① 신장 경락 복유혈(2)에 N극을, 태계혈(2)에 S극을 붙인다.
② 대장 경락 곡지혈(7)에 S극을, 양계혈(7)에 N극을 붙인다.
③ 소장 경락 후계혈(2)에 S극을, 전곡혈(2)에 N극을 붙인다.

2. 수기요법

전신 추마와 근막 스트레칭으로 시술한 후, 독맥의 대추혈을 중심으로 주변을 지압한다.

3. 식품과 약재

배추, 포도, 우유와 식초, 호두·깨, 두충차, 홍화씨차 등을 먹으면 증상 완화에 도움이 된다.

3장

비뇨 생식기와 부인과 질환

1. 신장의 기능과 신장병의 증상

비뇨기의 중심은 신장(콩팥)이다. 신장은 신진대사 과정에서 생성된 찌꺼기와 유독 물질을 소변으로 배출하는 중요한 기능을 한다. 혈액 속 노폐물을 걸러내고 필요한 물질만 남겨 생체의 건강을 유지하는 데 중요한 역할을 한다. 신장 기능이 저하되면 배설 능력이 약화되어 전신의 균형이 깨질 수 있다.

신장병의 주요 증상으로는 단백뇨, 혈뇨, 부종, 혈압 상승 등이 있다.

신장병의 발병 원인으로는 편도염, 감기, 폐렴, 중이염, 화농성 피부염 등과 같은 감염성 질환이 중요한 요인으로 작용하며, 이러한 질환 이후에 발생하는 경우가 흔하다.

치료법

1. 포인트크롬 요법

① 신장 경락 보규혈(2)에 N극을, 태계혈(2)에 S극을 붙인다.

② 방광 경락 지음혈(8)에 S극을, 위중혈(8)에 N극을 붙인다.

③ 담경락 규음혈(5)에 N극을, 협계혈(5)에 S극을 붙인다.

④ 간경락 행간혈(4)에 S극을, 중봉혈(4)에 N극을 붙인다.

2. 수기요법

용천혈 지압과 두드리기를 시행한다.

포인트크롬 반응 진단혈

비뇨·생식기

신장염

- 신유혈: 제2 허리뼈 아래, 좌우로 1촌 5푼.
- 태계혈: 안쪽 복사뼈 뒤 오목한 부위.

방광염

- 중극혈: 배꼽 아래 4촌.
- 수분혈: 배꼽 위 1촌.

전립선염

- 중극혈: 배꼽 아래 4촌.
- 생식혈, 수분혈: 차료혈 안쪽 5푼, 배꼽 위 1촌.

골반염(적·백대하, 생식기 질환으로 인한 요통, 자궁내막염, 난소염, 월경 불순)

- 차료혈: 8요혈 중 두 번째 위치.
- 삼음교혈: 안쪽 복사뼈 위 3촌.
- 수분혈: 배꼽 위 1촌.

요실금

- 중극혈: 배꼽 아래 4촌.
- 야뇨혈: 배꼽 아래 4촌 5푼에서 좌우로 각각 1촌.

생리불순

- 차료혈: 8요혈 중 두 번째 위치.
- 삼음교혈: 안쪽 복사뼈 위 3촌, 정강뼈 가장자리.

임신

- 차료혈: 8요혈 중 두 번째 위치.

- 생식혈: 차료혈 안쪽 5푼.
- 천돌혈: 복장뼈 상단의 오목한 부위.

자궁내막염

- 차료혈: 8요혈 중 두 번째 위치.
- 대맥혈: 제11늑골 끝에서 아래로 1촌 8푼, 배꼽과 같은 높이.

자궁근종

- 차료혈: 8요혈 중 두 번째 위치.
- 대맥혈과 신내극혈: 제11늑골 끝에서 아래로 1촌 8푼에 위치한 종양 반응혈.

불임증

- 차료혈: 8요혈 중 두 번째 위치.
- 대맥혈: 제11늑골 끝에서 아래로 1촌 8푼.
- 기해혈: 배꼽 아래 1촌 5푼.

난소종양

- 차료혈: 8요혈 중 두 번째 위치.
- 신내극혈, 기중혈: 종양 반응혈로, 기해혈 좌우 각각 1촌 5푼에 위치.

자궁탈수

- 차료혈: 8요혈 중 두 번째 위치.

- 대맥혈: 제11늑골 끝에서 아래로 1촌 8푼.
- 비유혈: 배꼽 아래 1촌 5푼, 제11등뼈 아래 좌우 각각 1촌 5푼.

대하증
- 차료혈: 8요혈 중 두 번째 위치.
- 음교혈: 배꼽 아래 1촌.

기능성 자궁출혈
- 차료혈: 8요혈 중 두 번째 위치.
- 혈해혈: 무릎뼈 위 2촌(비경).
- 비유혈: 제11등뼈 아래에서 좌우 각각 1촌 5푼.

3. 식품과 약재

감자, 검정콩, 고구마, 곤약, 콩나물, 당근, 바지락조개, 수박, 순무, 시금치, 연근, 우엉, 오이, 은행, 참외, 팥 등을 먹으면 증상 완화에 도움이 된다.

1) 만성신염

만성신염은 신장의 염증이 장기간 지속되면서 신장 기능이 점차 저하되는 질환이다. 초기에는 증상이 뚜렷하지 않지만 시간이 지나면서 단백뇨, 혈뇨, 부종, 고혈압, 피로감과 같은 증상이 나타날 수 있다.

이 질환의 원인에는 자가면역질환, 감염, 유전적 요인, 고혈압과 당뇨병과 같은 만성질환이 포함된다. 또한, 약물이나 독소에 대한 과도한 노출도 원인이 될 수 있다.

 치료법

1. 포인트크롬 요법

① 신장 경락 복유혈(2)에 N극을, 태계혈(2)에 S극을 붙인다.
② 소장 경락 후계혈(2)에 S극을, 전곡혈(2)에 N극을 붙인다.
③ 방광 경락 속골혈(8)에 N극을, 위중혈(8)에 S극을 붙인다.

2. 수기요법

전신 추마와 근막 스트레칭 시술을 통해 기혈 순환을 개선한다. 또한 태계혈과 족삼리혈을 지압하여 효과를 높인다.

3. 식품과 약재

감자, 검정콩, 곤약, 고구마, 김, 녹미채, 다시마, 당근, 무우, 미역, 바지락조개, 산마, 순무, 수박, 시금치, 연근, 은행, 오이, 옥수수, 우엉, 잠두(누에콩), 참외, 팥, 해삼, 호박 등을 먹으면 증상 완화에 도움이 된다.

2) 임포텐츠(impotence)

성적인 능력, 특히 남성의 발기 기능이 저하되거나 상실된 상태를 발기부전이라 한다. 요즘은 이 용어가 더 널리 사용된다.

발기부전의 원인은 크게 두 가지로 나뉜다. 첫째는 신체적 원인으로, 간과 신장 계통의 이상, 음경 기능 장애, 교통사고로 인한 뇌·척수 손상, 약물 중독 등이 포함된다. 둘째는 심리적 원인으로, 정신적 스트레스, 인간관계 문제, 신경증 등이 발기부전을 유발한다.

 치료법

1. 포인트크롬 요법

① 오른발 신맥 경락 조해혈(2)에 S극을, 왼손 폐경락 열결혈(6)에 N극을 붙인다.

② 오른손 심포 경락 내관혈(5)에 S극을, 왼발 비경락 공손혈(3)에 N극을 붙인다.

③ 상복부 중간 임맥 경락 중완혈(6)에 S극을, 아랫배의 중극혈(6)에 N극을 붙인다.

2. 수기요법

전신 추마와 근막 스트레칭으로 기혈 순환을 시켜서 건강한 몸을 만들어야 한다.

지압하는 혈자리로는 족궐음 간경락 '태충혈'과 무릎 위 10cm 정도에 위치한 '음포혈', 족소음 신경의 '용천혈', 수양명대장경의 '상양혈'이 있다. 신경의 '음곡혈'은 음경의 팽창력을 개선하는 특징이 있으며, 신유혈, 양지혈, 음곡혈은 즉효성을 지닌 것으로 알려져 있다.

3. 식품과 약재

구기자차, 깨, 당근양고기찜, 두릅, 마늘 엑기스, 부추, 성게, 연근, 엉겅퀴차, 오미자차, 여정자차, 참마즙, 참취 등을 먹으면 증상 완화에 도움이 된다.

3) 전립선 비대증

전립선은 남성의 생식 기관 중 하나로, 방광 바로 아래에 위치하며 요도의 시작 부분을 감싸고 있다. 이 기관은 정액의 일부를 구성하는 액체를 분비해 정자의 이동과 생존에 중요한 역할을 한다.

나이가 들면서 전립선은 크기와 기능에 변화가 생길 수 있으며, 노년기에는 전립선 비대증이 나타나기도 한다. 이로 인해 요도가 압박을 받아 배뇨 곤란, 소변 흐름 약화 등의 문제가 발생할 수 있다. 또한 전립선염이나 전립선암과 같은 질환이 생길 수도 있다. 심할 때는 폐뇨를 일으켜 요독증의 원인이 되기도 한다. 더불어 정력 감퇴, 임포텐츠의 원인이 되기도 하고, 나아가 기력이 쇠약해지기도 한다.

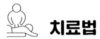 **치료법**

1. 포인트크롬 요법

처방 1

① 오른발 신경락 조해혈(2)에 S극을, 왼손 폐경락 열결혈(6)에 N극을 붙인다.

② 상복부 중앙의 임맥 경락 중완혈(6)에 S극을, 아랫배의 관원혈(6)에 N극을 붙인다.

③ 양 무릎 안쪽, 접힌 주름 아래 비경락 음릉천혈(3)에 N극을 붙인다.

처방 2

곤륜혈(8), 음포혈(4)에 N극을 강하게 붙인다.

2. 수기요법

전립선 건강을 위해 임맥 경락의 회음혈, 음포혈, 신내극혈과 신대극혈, 운문혈 지압을 시행하며, 항문 조이기 운동을 병행하는 것이 효과적이다.

3. 식품과 약재

양파, 유채 기름, 지황, 호박씨는 전립선 질환의 예방과 치료에 효과가 있다. 예로부터 남성들이 지치고 피로하여 소변 줄기가 약해질 때 호박씨를 수시로 먹으면 효과가 있다고 알려져 있다.

굴은 아연이 풍부하여 비정상적인 남성 호르몬의 생성을 막아주므로 전립선 비대증을 개선하는 데 도움이 된다. 토마토는 붉은색을 내는 '리코펜' 성분을 함유하고 있어 전립선암을 비롯한 각종 암의 발생

위험을 줄여주는 효과가 있다.

　호두와 잣 같은 견과류는 아연, 각종 비타민, 미네랄을 포함하고 있어 노화를 방지하며 전립선 비대증을 예방하는 데 도움이 된다.

복분자의 효능

　복분자는 맛이 달고 약성이 따뜻한 특징을 가진 약재이다. 신장의 기능을 보익하며, 정기를 확고하게 하고, 소변을 농축하는 효능이 있다. 또한 신정을 보익하여 여자의 잉태를 돕고, 모발을 검게 하며 눈을 밝게 하는 데 효과적이다.

4) 야뇨증

소아 야뇨는 주로 심리적인 요인에서 비롯되며, 불안감과 애정 결핍이 주요 원인으로 작용한다. 체질적인 요인 또한 함께 고려해야 하며, 개인마다 야뇨의 원인은 다양하게 나타날 수 있다. 특히 한밤중에 아이를 깨울 때, 충분히 의식이 깬 상태로 깨우는 것이 중요하다. 제대로 깨우지 않으면 야뇨를 지속적으로 조장하는 결과를 초래할 수 있으므로, 이 점을 유념해야 한다.

치료법

1. 포인트크롬 요법

처방 1
두 다리의 비경락 삼음교혈(3)과 복부 중앙의 임맥 경락 중완혈(6)에 S극을, 하복부의 임맥 경락 관원혈(6)에 N극을 붙인다.

처방 2
① 족소음신경의 복유혈(2)에 N극을, 태계혈(2)에 S극을 붙인다.

② 족태양방광 경락 속골혈(8)에 N극을, 위중혈(8)에 S극을 붙인다.

2. 수기요법

항문의 괄약근 조이기 운동을 통해서 요실금을 예방할 필요가
있다.

3. 식품과 약재

구운 은행(소아는 하루에 5개, 성인은 10개 정도), 고사리 나물, 나리 뿌리
차, 두부죽, 율무죽, 유황, 우슬차, 토복령차 등을 먹으면 증상 완화에
도움이 된다.

2. 부인과 질환

    부인과에서 다루는 질병은 일반적으로 부인병이라 한다. 부인병에는 생식기와 관련된 질환뿐만 아니라 여성 특유의 신체 및 생리적 문제도 포함된다. 특히, 호르몬 불균형이나 자율신경 실조로 인해 나타나는 다양한 증상 역시 부인병의 범주에 속한다. 이러한 증상은 월경 이상, 갱년기 장애, 불임 등으로 나타날 수 있으며, 여성 호르몬과 관련된 기타 질환도 포함된다. 이는 여성의 건강과 삶의 질에 깊은 영향을 미친다.

    부인과 질환의 원인은 질병의 증상에 따라 다양하다. 주요 원인으로는 세균 감염, 호르몬 분비 이상, 월경 시 위생 불량, 반복적인 인공 임신중절, 자율신경 실조, 영양 불균형, 성기의 발육 부진, 상습적인 변비, 허약한 체질, 악화된 생활 환경, 과도한 성생활, 그리고 감기에 의한 발병 등이 있다.

포인트크롬 요법 강론

치료법

1. 포인트크롬 요법

① 담경락 규음혈(5)에 N극을, 협계혈(5)에 S극을 붙인다.
② 소장 경락 후계혈(2)에 S극을, 전곡혈(2)에 N극을 붙인다.
③ 신장 경락 복류혈(2)에 N극을, 태계혈(2)에 S극을 붙인다.
④ 간경락 행간혈(4)에 S극을, 중봉혈(4)에 N극을 붙인다.

2. 수기요법

전신 안마나 지압 그리고 추마 요법으로 전신의 기혈 순환에 도움을 주는 것이 바람직하다.

3. 식품과 약재

가죽나무 뿌리 껍질, 굴 껍질, 달걀, 당귀차, 마, 백합죽, 버섯, 복분자차, 생강차, 숙지황차, 인동꽃차, 은행나무 열매, 음양곽차, 익모초 조청, 접시꽃차, 향부자차 등을 먹으면 증상 완화에 도움이 된다.

1) 방광염

방광은 신장에서 만들어진 소변이 요도를 통해 전달되어 저장되고, 일정량이 되면 배출하는 역할을 하는 기관이다. 방광에 질병이 발생하면 다양한 배뇨 장애를 초래하는데, 이를 방광염이라 한다. 방광염은 남성의 요도 길이가 약 18cm인 것에 비해 여성의 요도가 약 3.5cm로 훨씬 짧아 여성의 발병률이 더 높다.

주요 증상으로는 소변을 시원하게 볼 수 없고, 항상 새는 느낌이 들어 개운하지 않다. 증상이 심해질 경우 배뇨 시 통증이 발생하며, 특히 소변을 끝낼 무렵 통증이 더욱 심해진다. 배뇨 횟수가 증가하고 소변이 탁하며, 때로는 혈뇨가 나타날 수 있다. 추가적으로 식욕 부진, 미열, 목 마름, 점차적인 체중 감소와 같은 증상이 동반되기도 한다. 방광염은 주로 대장균이나 포도상구균과 같은 세균에 의해 발생하며, 경우에 따라 임질균이 원인인 경우도 있다. 방광염은 급성, 만성, 결핵성, 비결핵성으로 분류되며, 허리 둘레와 하복부의 냉기가 혈액 순환 장애를 유발하여 방광염을 초래할 수도 있다.

포인트크롬 요법 강론

🧖 치료법

1. 포인트크롬 요법

처방 1
① 오른발 신경락 조해혈(2)에 S극을, 왼손 폐경락 열결혈(6)에 N극을 붙인다.
② 복부 중앙 중간 부분의 임맥 경락 중완혈(6)에 S극을, 하복부의 중극혈(6)에 N극을 붙인다.

처방 2
① 방광 경락 지음혈(8)에 S극을, 위중혈(8)에 N극을 붙인다.
② 신장 경락 복유혈(2)에 N극을, 태계혈(2)에 S극을 붙인다
③ 소장 경락 후계혈(2)에 S극을, 전곡혈(2)에 N극을 붙인다.
④ 비장 경락 대도혈(3)에 N극을, 은백혈(3)에 S극을 붙인다.

2. 수기요법

전신 안마와 지압 그리고 추마 시술을 통해서 면역력을 증가시켜서 염증을 가라앉힌다.

3. 식품과 약재

가죽나무 뿌리차, 검정콩, 고사리, 당근, 레터스, 멸치, 무우, 바지락조개, 방기차, 백모근차, 석위차, 수박, 시금치, 어성초차, 연근, 옥수수, 옥수수수염차, 오이, 참마, 콩나물, 팥, 토마토, 해초류, 회향차, 호박 등을 먹으면 증상 완화에 도움이 된다.

2) 월경 이상

　부인과 질환은 자궁과 난소가 약해지면서 발생하는 질병을 의미한다. 주요 부인과 질환으로는 월경 불순, 월경 과다, 월경 과소, 불임증, 자궁근종 그리고 대하증이 포함된다. 특히 월경 이상은 월경 과다, 월경 불순, 월경 곤란 등 다양한 유형으로 나타날 수 있으며, 빈혈과 통증을 초래할 수 있다.

　월경 이상의 원인은 크게 세 가지로 나뉜다. 신체적 원인으로는 호르몬 불균형, 자궁 질환, 갑상선 문제, 다낭성 난소 증후군 등이 있다. 환경적 원인으로는 영양 불균형, 과도한 운동, 급격한 체중 변화가 포함된다. 마지막으로 심리적 원인으로는 정신적 스트레스와 불안, 우울증 등이 영향을 미칠 수 있다.

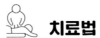 **치료법**

1. 포인트크롬 요법

　① 소장 경락 후계혈(2)에 S극을, 전곡혈(2)에 N극을 붙인다.
　② 신장 경락 복유혈(2)에 N극을, 태계혈(2)에 S극을 붙인다.

③ 대장 경락 양계혈(7)에 N극을, 곡지혈(7)에 S극을 붙인다.

④ 간경락 행간혈(4)에 S극을, 중봉혈(4)에 N극을 붙인다.

⑤ 담경락 규음혈(5)에 N극을, 협계혈(5)에 S극을 붙인다.

2. 수기요법

신경의 연곡혈, 관원혈, 삼음교혈, 대거혈, 혈해혈, 포황혈을 지압한다.

3. 식품과 약재

- 월경 과다: 그늘에 말린 질경이 풀
- 월경 불순: 당귀
- 월경 곤란: 향부자 뿌리, 질경이 풀

산약(마)의 효능

산약은 일반적으로 '마'라고 불리며, 맛이 달고 약성이 따뜻한 것이 특징이다. 소화기를 튼튼하게 하고, 비장을 강화하며, 설사를 멎게 하는 데 유용하다. 한의학에서는 신(콩팥)의 기능을 강화하여 정기와 생식 기능을 개선하는 데 산약을 활용한다. 이를 통해 불임을 예방하고 치료하는 데 효과가 있으며, 특히 남성의 정자 생성을 촉진해 정자 부족으로 인한 남성 불임 치료에도 도움이 된다.

호두의 효능

호두는 한의학에서 '호도육'으로 불리며, 보양 약재로 분류된다. 맛이 달고 약성이 따뜻하며, 신장 기능을 보강하고 머리카락을 검게 하는 데 도움이 된다. 또한, 폐 기능을 따뜻하게 유지하고 천식을 완화하며, 장 기능을 윤활하게 하는 효능도 있다. 신장 기능이 약할 경우 불임 예방과 치료에도 효과적이다. 남성과 여성 모두 임신을 준비하는 동안 하루 일정량을 섭취하면 이러한 효능을 얻을 수 있다. '동의보감'에서는 호두의 성질이 따뜻하다고 설명하며, 과도한 섭취는 좋지 않다고 경고하고 있다. 따라서 하루 3~4개 정도를 섭취하는 것이 적당하다.

3) 자궁내막염(생리통)

자궁내막염은 급성과 만성으로 나뉘며, 증상이 서로 다르게 나타난다. 급성 자궁내막염은 오한과 발열이 동반되며 하복부에 불쾌감이나 통증이 생길 수 있다. 또한, 백대하에 피가 섞여 나오는 경우도 있다. 반면, 만성 자궁내막염은 백대하나 출혈은 드물지만 월경 불순이 두드러지게 나타난다.

자궁내막염은 주로 화농균, 임질균, 결핵균 등 다양한 감염균에 의해 발생한다. 감기나 월경 전후의 섭생 부족, 불결한 성생활, 유산, 자궁소파 같은 요인이 질환의 발생과 악화에 기여할 수 있다. 특히 면역력이 저하된 상태에서는 병원성 균이 자궁내막에 쉽게 침투하여 질환을 유발할 가능성이 높다.

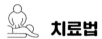

치료법

1. 포인트크롬 요법

관원혈(6), 삼음교혈(3), 내정혈(6)에 N극을 강하게 붙인다.

2. 수기요법

상료혈, 혈해혈, 내정혈, 삼음교혈, 관원혈을 지압한다.

3. 식품과 약재

당근, 다시마, 미나리, 미역, 삼백초, 시금치, 이질풀, 질경이, 참깨, 팥, 파세리 등을 먹으면 증상 완화에 도움이 된다.

향부자의 효능
향부자는 맛이 맵고 약성이 평한 약재로 잘 알려져 있다. 오래된 숙식을 소화시키는 데 효과가 있으며, 몸속에 맺힌 것을 풀어주는 데 도움을 준다. 또한, 월경을 순조롭게 하고 월경 관련 통증을 완화하는 뛰어난 효능을 가지고 있다.

황기의 효능
황기는 뿌리가 단맛이 나고 약성이 따뜻한 약재로 알려져 있다. 주요 효능으로는 인체의 방어력을 높이고 피부와 표층을 보호하며, 면역 체계를 강화하는 데 도움을 준다. 또한, 인체 내 물의 흐름을 원활하게 하여 부종을 줄이고, 독소를 제거하며 상처 부위에 새살이 돋게 한다. 더불어 소화 기능을 강화하고 기를 보충하는 데 효과적이다.

황기는 이러한 효능을 바탕으로 자궁근종을 예방하고 치료하는 데 유용하며, 땀이 많이 나는 증상을 완화하는 데 도움을 준다. 특히 허증이 있는 상태에서는 황기의 용량을 늘려 사용하는 것이 좋다.

4장

소화기계 질환

1. 소화기 질환의 주요 원인과 영향

소화기 질환의 주요 원인으로는 잘못된 식습관(과음, 과식, 편식)과 운동 부족, 심신의 과로, 정신적 스트레스가 있다. 또한, 영양 불균형과 비타민 B 부족은 소화기 기능을 저하시킨다. 육류, 달걀, 백설탕 등의 산성 식품 과다 섭취, 과자류 과잉 섭취, 음주와 흡연은 중요한 유발 요인이다. 스트레스 누적, 자율신경계 실조, 유해 식품 첨가물의 축적, 환경 변화, 극단적인 온도 노출, 약물 부작용 역시 소화기 질병을 발생시키거나 악화시킬 수 있다.

소화기의 주요 장기로는 위장을 비롯해 간, 담낭, 췌장, 소장, 대장이 있다. 소화기는 소화, 흡수, 배설의 과정을 원활히 수행하는 역할을 한다. 하지만 소화기 질병이 발생하면 이러한 작용에 장애를 일으켜 영양 공급이 부족해지고, 활동력이 저하되며 질병 저항력이 약화된다. 더불어 심리적으로도 불쾌감을 유발할 수 있다. 급성 질병은 적절한 치료로 회복이 가능하지만, 만성 질병은 치료가 어려운 경우가 많다.

치료법

1. 포인트크롬 요법

① 위경락 여태혈(6)의 N극을, 함곡혈(6)에 S극을 붙인다.
② 대장 경락 양계혈(7)에 N극을, 곡지혈(7)에 S극을 붙인다.
③ 간경락 행간혈(4)에 S극을, 중봉혈(4)에 N극을 붙인다.
④ 비경락 대도혈(3)에 N극을, 은백혈(3)에 S극을 붙인다.

2. 수기요법

배꼽 주위를 시계 방향으로 손끝을 사용해 적당한 압력으로 100번 회전시키듯 마사지한다.

포인트크롬 반응 진단혈

소화기

위염
- 중완혈: 배꼽 위 4촌, 배꼽과 복장뼈 중간 부분.

- 승만혈: 배꼽 위 5촌에서 좌우 각각 2촌.

급성 위장염

- 중완혈: 배꼽 위 4촌, 배꼽과 복장뼈의 중간 부분.
- 승만혈, 하거허혈: 배꼽 위 5촌에서 좌우 각각 2촌.
- 족삼리혈: 승만혈과 하거허혈 아래 6촌.

위산과다

- 중완혈: 배꼽 위 4촌, 배꼽과 복장뼈의 중간 부분.
- 수상혈: 배꼽 위 1촌 5푼.

위궤양

- 중완혈: 배꼽 위 4촌, 배꼽과 복장뼈의 중간.
- 승만혈, 궤양혈: 배꼽 위 5촌에서 좌우 각각 2촌.
- 제12흉추: 등뼈 좌우 각각 5촌.

위 신경통

- 중완혈: 배꼽 위 4촌, 배꼽과 복장뼈의 중간.
- 상곡혈: 배꼽 위 2촌에서 좌우 각각 5푼.

위하수

- 비유혈: 제11흉추 등뼈 아래에서 좌우 각각 1촌 5푼.
- 하수혈: 배꼽 위 2촌 5푼.

포인트크롬 요법 강론

십이지장염

- 중완혈: 배꼽 위 4촌, 배꼽과 복장뼈의 중간.
- 양문혈, 수분혈: 중완혈 좌우 각각 2촌, 배꼽 위 1촌.

십이지장 궤양

- 중완혈: 배꼽 위 4촌.
- 양문혈(우), 수분혈: 중완혈에서 좌우 각각 2촌.
- 궤양혈: 제12흉추 등뼈 아래에서 좌우 각각 5촌.

식중독

- 이리반혈: 족삼리혈 위 5푼.
- 중완혈: 배꼽 위 4촌.

과민성 결장염

- 지사혈: 배꼽 아래 2촌 5푼.
- 천추혈: 배꼽 좌우 2촌.

설사

- 천추혈: 배꼽 좌우 2촌.
- 복사혈: 배꼽 아래 5촌.

변비

- 통변혈: 배꼽 좌우 3촌.
- 천추혈: 배꼽 좌우 2촌.

충수염

- 천추혈: 배꼽 좌우 2촌.
- 난미혈, 수분혈: 족삼리혈 아래로 2촌, 배꼽 위로 1촌.

급성 복막염

- 천추혈: 배꼽 좌우로 2촌.
- 은구혈, 수분혈: 어깨뼈(견갑골) 아래 제7·8 갈비뼈 사이. 배꼽 위로 1촌.

치질

- 대장유혈: 제4요추 허리뼈 아래, 좌우 1촌 5푼.
- 공최혈: 척택혈 아래로 5촌, 태연혈 위로 7촌.

간·담

급성간염

- 간유혈: 제9흉추 등뼈 아래, 좌우 1촌 5푼.
- 간염혈: 안쪽 복사뼈 위 1촌 5푼.
- 지양혈: 제7흉추 등뼈 아래 독맥.

만성간염

- 간유혈: 제9흉추 등뼈 아래, 좌우 1촌 5푼.
- 간염혈: 안쪽 복사뼈 위 1촌 5푼.
- 지양혈: 제7흉추 등뼈 아래 독맥.

간경화(복수)

- 간유혈: 제9흉추 등뼈 아래, 좌우 1촌 5푼.
- 간염혈: 흉릉 부위, 안쪽 복사뼈 위 1촌 5푼.
- 지양혈: 제7흉추 등뼈 아래(독맥), 배꼽 위 1촌에서 좌우 1촌.

담낭염

- 담유혈: 제10흉추 등뼈 아래, 좌우 1촌 5푼.
- 담낭혈, 수분혈: 양릉천혈 아래 1촌, 배꼽 위 1촌.

담석증

- 담유혈: 제10흉추 등뼈 아래, 좌우 1촌 5푼.
- 담낭혈, 족임읍혈: 양릉천혈 아래 1촌, 제4·5발가락뼈 사이(발등).

3. 식품과 약재

① 위장을 건강하게 하는 자연 약재로는 백출 씨 20g, 유근피 10g, 감초 10g이 있다. 이 재료들을 700cc(약 4홉)의 물에 넣고 달여서 약 3홉으로 졸인 후 복용한다.

② 자연 약재로 석결명의 씨 20g과 이질풀 20g을 준비한다. 이를 700cc(약 4홉)의 물에 넣고 달여 약 3홉으로 졸인 뒤 복용한다.

1) 위궤양

위궤양의 초기 증상으로는 공복 시 위가 쓰리고 아프지만, 음식을 섭취하면 통증이 완화된다. 이러한 증상은 위산과다증과 유사하여 구별하기 어려운 경우가 많다. 그러나 병이 진행되면 음식을 섭취할 때마다 위 부위에 심한 통증이 발생할 수 있다. 식사 후 1~2시간이 지나 통증이 시작되며, 심한 경우 구토나 흑색 변을 볼 수도 있다. 특히 위궤양으로 인한 토혈은 검은색을 띠며, 폐결핵의 객혈과는 명확히 구분된다.

위궤양은 위 점막의 약해진 부위가 위액의 강한 산성 물질과 소화 효소에 의해 지속적으로 자극받아 발생한다. 위 점막은 일반적으로 위액의 강한 자극으로부터 스스로를 보호하는 방어막을 가지고 있지만, 이 방어막이 약해진 경우 위액이 점막을 손상시킨다. 주요 원인으로는 폭식, 자극성 식품의 과도한 섭취, 정신적 과로 그리고 지속적인 긴장이 있으며, 이러한 스트레스는 위궤양을 유발하는 주요 요인으로 작용한다.

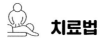 치료법

포인트크롬 요법 강론

1. 포인트크롬 요법

① 위경락 여태혈(6)에 N극을, 함곡혈(6)에 S극을 붙인다.
② 대장 경락 양계혈(7)에 N극을, 곡지혈(7)에 S극을 붙인다.
③ 간경락 행간혈(4)에 S극을, 중봉혈(4)에 N극을 붙인다.
④ 비경락 대도혈(3)에 N극을, 은백혈(3)에 S극을 붙인다.

2. 수기요법

배꼽 둘레를 시계 방향으로 둥글게 마사지해 준다.

3. 식품과 약재

감자, 검정콩, 김, 미역, 사과즙, 산마, 석결명, 연근, 양배추, 현미죽 등을 먹으면 증상 완화에 도움이 된다.

피해야 할 식품: 과자류, 귤, 고사리, 고추, 겨자, 된장, 딸기, 레몬, 무우, 사이다, 샐러리, 식초, 양파, 카레, 커피, 패류, 파, 피망, 홍차, 후추, 육류, 우엉, 죽순 등이 있다.

2) 위경련

위경련은 일반적으로 명치와 배꼽 사이, 특히 명치 부근에서 강렬하고 극심한 통증을 유발한다. 이는 위의 평활근이 신경의 과도한 항진으로 인해 비정상적으로 수축하면서 발생한다. 위경련은 갑작스럽게 나타날 수 있으며, 통증이 심한 경우 일반적인 위통과 구분될 수 있다.

주요 원인으로는 스트레스, 과도한 음주, 자극적인 음식 섭취, 위에 부담을 주는 식습관 등이 있다. 가벼운 위경련은 비교적 빨리 진정되기도 하지만, 반복적이거나 통증이 지속될 경우 위염, 위궤양 또는 소화기관의 더 심각한 질환이 원인일 가능성이 있다.

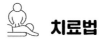 **치료법**

1. 포인트크롬 요법

① 오른손 소장 경락 후계혈(2)에 S극을, 왼발 방광 경락 신맥혈(8)에 N극을 붙인다.

② 왼손 심포 경락 내관혈(5)에 N극을, 오른발 비경락 공손혈(3)에
　S극을 붙인다.

2. 수기요법

① 족양명 위경의 족삼리혈에서 해계혈까지 전경골근을 지압한다.
② 통증이 발생할 경우, 무릎 위 바깥쪽 윗부분에 생기는 홈의 윗각
　에서 5~6cm 위에 위치한 압통점, 즉 위경락 양구혈에 강한 지압
　을 가하면 위경련을 완화할 수 있다.

3. 식품과 약재

감초, 꿀, 백출, 산사, 유근피, 폐모, 황백피 등을 먹으면 증상 완화
에 도움이 된다.

백출의 효능

백출은 맛이 달고 약성이 따뜻한 약재로, 소화기 기능을 보강하고
체내의 습기를 제거하는 효능이 있다. 또한 소화기를 편안하게 하며
설사를 멈추게 하고, 담을 없애는 데 효과적이다. 삽주 뿌리에서 얻
는 백출은 이러한 약성을 기반으로 소화기를 건강하게 유지하는 데
도움을 준다.

둥굴레의 효능

둥굴레는 한약명으로 옥죽이라고 불리며, 음의 기운을 기르고 건조한 것을 윤택하게 하며, 진액을 생성하고 갈증을 멎게 하는 약성을 가지고 있다. 또한, 위장의 진액을 보충하는 보음약으로, 진액 부족으로 인해 소화가 지나치게 빨라져 식사 후 금방 배가 고파지는 증상에 효과적이다.

산약(마)의 효능

산약은 소화기를 튼튼하게 하고 비장을 강화하며 설사를 멎게 한다. 또한, 정기를 증강시키고 생식 기능을 개선하는 데 효과적이며, 신장 기능을 보강하는 데도 유용하다. 특히, 남성의 정자 생성을 촉진하여 정자 부족으로 인한 남성 불임 치료에 효과적이다.

3) 변비

변비는 배변이 어렵거나 불규칙한 상태로 나타나는 증상으로, 배변 횟수가 주 3회 이하로 줄어들거나 변이 딱딱하고 건조해지는 특징이 있다. 배변 후에도 잔변감이 남거나 복부 팽창, 불편함을 느끼는 경우가 많다. 심한 경우 두통, 식욕 부진, 피로감 등이 동반되며, 피부 트러블이나 여드름과 같은 증상이 함께 나타날 수 있다. 변비는 종류에 따라 일시적인 변비, 긴장성 변비, 긴장감퇴성 변비로 나뉜다.

변비의 주요 원인으로는 섬유질이 부족한 식단, 가공식품 과다 섭취, 불규칙한 식사 패턴, 부족한 수분 섭취 등이 있다. 운동 부족으로 대장 움직임이 저하되거나, 과도한 긴장과 스트레스로 인해 장 운동이 방해받아 변비가 악화되기도 한다. 또한, 철분제, 진통제, 이뇨제 등 특정 약물이 변비를 유발할 수 있으며, 대장 질환이나 갑상선 기능 저하증 같은 기저 질환도 원인이 될 수 있다.

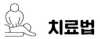 **치료법**

1. 포인트크롬 요법

처방 1

① 심경락 신문혈(1)에 S극을, 임맥 경락 관원혈(6)에 N극을 붙인다.

② 폐경락 열결혈(6)에 N극을, 반대편 신경락 조해혈(2)에 S극을 붙인다.

처방 2

천주혈(6), 신문혈(1), 족삼리혈(6), 풍윤혈(6)에 N극을 강하게 붙인다.

2. 수기요법

① 좌측의 신문혈을 지압한다.

② 족소양담경의 규음혈 중심으로 발가락을 지압한다.

3. 식품과 약재

고구마, 결명자차, 감자즙, 나팔꽃씨(견우자)차, 달개비꽃차, 다시마, 대황, 당근, 들깨, 무, 바나나즙, 사과즙, 삼백초차, 샐러리, 시금치즙, 아욱즙, 알로에, 옥수수, 우엉, 연근, 자두, 차조기씨죽, 차전자, 토란, 피망즙, 인삼차 등을 먹으면 증상 완화에 도움이 된다.

4) 과민성 대장 증후군

과민성 대장 증후군은 복부와 대장에 영향을 미치는 만성 질환으로 다양한 증상을 동반한다. 주요 증상은 복통, 복부 팽창감, 설사, 변비 또는 설사와 변비가 번갈아 나타나는 혼합형 등이 있다. 배변 후 잔변감이 남거나 배변 횟수가 지나치게 많거나 적은 경우도 흔하다. 증상은 스트레스나 식습관 변화 등의 특정 요인으로 악화될 수 있다. 일부 환자는 피로, 두통, 메스꺼움 또는 불안과 우울감 같은 심리적 증상을 겪기도 한다.

이 질환의 원인으로는 대장의 근육이 과도하게 수축하거나 느리게 움직이는 장 운동 이상이 있다. 장 신경이 과도하게 민감해져 복부 통증과 불편함을 유발할 수 있으며, 스트레스와 심리적 요인도 증상의 발생과 악화에 영향을 미친다. 장내 미생물 균형이 깨지면 증상이 나타날 수 있으며, 고지방 음식, 카페인, 알코올 등 특정 음식이 대장을 자극해 증상을 악화시킬 수 있다.

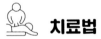 **치료법**

1. 포인트크림 요법

처방 1

① 오른발 비경락 공손혈(3)에 S극을, 왼손 심포 경락 내관혈(5)에 N극을 붙인다.

② 왼발 신경락 조해혈(2)에 N극을, 오른손 폐경락 열결혈(6)에 S극을 붙인다.

③ 중앙의 임맥 경락 중완혈(6)에 S극을, 하복부의 관원혈(6)에 N극을 붙인다.

처방 2

① 대장 경락 양계혈(7)에 N극을, 곡지혈(7)에 S극을 붙인다.

② 비경락 음백혈(3)에 N극을, 상구혈(3)에 S극을 붙인다.

2. 수기요법

척추를 중심으로 안마와 추마 시술을 하고, 대장 경락 상양혈을 지압한다.

3. 식품과 약재

꽂감, 꿀녹차, 감자수프, 밤속껍질, 부추죽, 사과, 연죽, 율무수프, 율무죽, 이온 음료, 인삼 연육차, 창출차, 차전자, 무화과 꿀차 등을 먹으면 증상 완화에 도움이 된다.

곽향의 효능

곽향은 맛이 맵고 약성이 따뜻한 약재로, 구토를 멎게 하고 찬 기운과 습기를 발산시키며 곽란을 다스리는 데 효과적이다. 또한, 방향성 향기를 통해 소화기를 편안하게 하고 더위로 인한 증상을 완화하는 효능이 있다.

5) 치질

 치질은 항문 부위에 발생하는 질환으로 치핵, 치열, 치루로 분류된다. 치핵은 항문 주변이 부풀어 올라 통증을 유발하며, 치열은 항문 주변의 상처로 인해 출혈이 나타나는 상태를 말한다. 치루는 항문 부위에 고름이 생기고, 심한 경우 구멍이 생기는 주된 양상을 보인다.
 치질의 주요 원인은 유전적 요인, 냉증, 위생 불결, 변비, 만성 설사 등이 있다. 자극적인 음식 과다 섭취, 과음 또는 일상생활에서의 잘못된 습관도 치질을 유발하거나 악화시킬 수 있다.

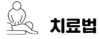 **치료법**

1. 포인트크롬 요법

① 만약 통증이 좌우의 차이가 있다면, 건측(아프지 않은 쪽)의 심포 경락 내관혈(5)에 N극을, 환측의 비경락 공손혈(3)에 S극을 붙인다.
② 독맥 경락 대추혈(2)에 S극을, 엉덩이 갈라진 곳 위의 뼈(꼬리뼈) 좌우에 N극을 붙인다.

2. 수기요법

비양혈, 백회혈과 승산혈을 지압한다.

3. 식품과 약재

감잎차, 모란차, 무화과, 시금치 등을 먹으면 증상 완화에 도움이
된다.

6) 신경성 위염(구취, 창만증, 소화 불량)

　신경성 위염은 주로 스트레스와 심리적 요인으로 발생하며 다양한 증상을 동반하는 질환이다. 주요 증상으로는 명치 부근 통증, 속쓰림, 복부 팽창감, 식욕 감퇴 등이 있으며, 구토와 메스꺼움, 배변 불편을 겪기도 한다. 증상이 심할 경우 체중 감소나 피로감이 나타날 수 있다. 심리적 긴장이 지속되면 자율신경계가 자극을 받아 위산 분비가 증가하고, 과도한 위산이 위 점막을 손상시켜 증상을 악화시킬 가능성이 높아진다. 또한, 심리적 긴장은 위 점막의 방어력을 약화시켜 직접적인 손상을 초래할 수도 있다.

　이 질환의 원인으로는 스트레스와 긴장 상태가 있으며, 이는 위장에 큰 영향을 미친다. 과도한 업무 부담, 심리적 갈등, 불안감 등이 위장에 영향을 주어 염증을 유발할 수 있다. 불규칙한 식사, 자극적인 음식 섭취, 과도한 음주 및 카페인 섭취도 신경성 위염을 악화시키는 주요 요인이다.

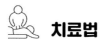

치료법

1. 포인트크롬 요법

① 비장 경락 대도혈(3)에 N극을, 은백혈(3)에 S극을 붙인다.

② 위경락 여태혈(6)에 N극을, 함곡혈(6)에 S극을 붙인다.

③ 대장 경락 양계혈(7)에 N극을, 곡지혈(7)에 S극을 붙인다.

④ 간장 경락 행간혈(4)에 S극을, 중봉혈(4)에 N극을 붙인다.

2. 수기요법

배꼽을 중심으로 시계 방향으로 추마를 한다. 상구혈, 지창혈, 대릉혈, 전곡혈을 지압한다.

3. 식품과 약재

아가위차, 결명자차, 녹차, 매실 엑기스, 목통차, 무즙, 바나나즙, 북어국, 생강차, 오매차, 용안육주, 유자차, 인삼차, 율무차, 진피차, 천궁차, 추어탕 등을 먹으면 증상 완화에 도움이 된다.

백작약의 효능

백작약은 맛이 시며 약성이 차다. 복통과 이질을 완화하고, 수렴 작용을 하며, 보하는 효능이 있다. 하지만 몸이 허약하고 차가운 상태에서는 사용을 피해야 한다. 백작약은 혈액을 자양하고 간의 기능을 부드럽게 하며, 소화기를 편안하게 하고 통증을 완화한다. 또한 음기를 수렴하고 땀을 멎게 하는 데 도움이 된다.

7) 간염

간염은 간에 염증이 생기는 질환으로 다양한 증상을 동반한다. 주요 증상으로는 피로감, 식욕 부진, 메스꺼움, 구토, 복부 불편감 또는 통증 등이 있다. 간이 손상되면 피부와 눈이 노랗게 변하는 황달이 나타나며, 소변이 진한 색으로 변하거나 대변이 밝아지는 특징이 있다. 심한 경우 간 기능 저하로 인해 체중이 감소하고, 전신적인 쇠약과 피로 증상이 나타날 수 있다.

이 질환의 원인으로는 바이러스 감염, 알코올 과다 섭취, 특정 약물의 부작용, 자가면역 질환 등이 있다. 가장 흔한 원인은 A형, B형, C형 간염 바이러스이며, 각각의 바이러스는 다양한 경로를 통해 간을 손상시킨다. 알코올성 간염은 지나친 알코올 섭취로 인해 발생하며, 약물성 간염은 특정 약물을 장기간 복용할 경우 나타날 수 있다. 자가면역 질환은 면역 체계가 간을 공격하여 염증을 유발하는 경우를 말한다.

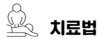 치료법

1. 포인트크롬 요법

① 대장 경락 양계혈(7)에 N극을, 곡지혈(7)에 S극을 붙인다.

② 담경락 규음혈(5)에 N극을, 협계혈(5)에 S극을 붙인다.

③ 간경락 행간혈(4)에 S극을, 중봉혈(4)에 N극을 붙인다.

④ 소장 경락 후계혈(2)에 S극을, 전곡혈(2)에 N극을 붙인다.

2. 수기요법

① 명치와 배꼽 사이를 지압과 추마 요법으로 시술한다.

② 방광 경락 간유혈, 담유혈, 비유혈, 위혈을 지압한다.

③ 간경락 대돈혈과 담경락 규음혈, 비경락 은백혈을 지압한다.

3. 식품과 약재

녹두와 대추, 미나리, 미꾸라지, 바지락, 배, 복숭아, 소계차, 솔잎 엑기스, 순무차, 오미자, 인진차, 차전자차 등을 먹으면 증상 완화에 도움이 된다.

인진호의 효능

인진호는 맛이 쓰고 약성이 차며, 주로 황달 치료와 열을 진정시키는 데 뛰어난 효능을 보인다. 또한, 체내 습기를 없애고 황달 증상을 개선하는 데 효과적이다.

구기자의 효능

구기자의 열매는 맛이 달고, 약성이 차며, 인체의 활력을 높이고 눈을 맑게 하는 데 도움을 준다. 또한, 몸의 해로운 기운을 제거하며 신장 기능과 폐 건강을 증진시키는 효능이 있다. 이 외에도 간 기능을 보조하고 체력을 개선하는 데 효과적이다.

시호의 효능

시호는 멧미나리로 알려져 있으며, 맛이 쓰고 약성이 차다. 간의 화를 내리고, 한열이 교차하며 나타나는 증상과 학질을 치료하는 데 효과적이다. 또한, 양의 기운을 위로 끌어올려 신체 활력을 증진시키고, 근육과 살이 뭉친 것을 풀어준다. 발진을 돋게 하여 빠르게 낫게 하고, 설사를 멎게 하며 번갈과 갈증을 해소하는 효능을 가지고 있다.

반하의 효능

반하는 끼무릇으로 알려져 있으며, 맛이 맵고 약성이 따뜻하다. 해수를 진정시키고, 구토를 완화하며, 비장을 강화하여 체내 습기를 제거하는 데 효과적이다. 또한, 치밀어 오르는 기운과 담으로 인한 두통을 가라앉히고, 답답한 증상을 해소하며 맺힌 것을 풀어 주는 데 도움을 준다.

포인트크롬 요법 강론

5장

순환기계 질환

1. 순환기와 혈액 순환 이상

순환기는 심장을 중심으로 동맥, 정맥, 모세혈관 그리고 임파선으로 이루어져 있다. 이들 혈관과 임파선은 혈액과 임파액이 흐르는 통로로서 생명 유지에 필수적인 역할을 한다. 심장은 혈액과 임파액을 지속적으로 순환시키는 원동력으로 작용하며, 이를 통해 몸의 장기와 조직에 산소와 영양분을 공급하고, 신진대사 과정에서 생성된 노폐물을 체외로 배출한다. 이러한 모든 과정은 혈액 순환을 통해 체계적으로 이루어진다.

혈액 순환계 이상은 다양한 원인으로 인해 발생할 수 있다. 주요 원인으로는 동맥경화, 고혈압, 심부전과 같은 심혈관 질환이 있으며, 비만, 운동 부족, 흡연, 과도한 음주도 이에 해당한다. 스트레스와 불규칙한 식습관은 혈관 건강을 악화시키며, 당뇨병과 같은 만성질환 역시 혈액 순환에 부정적인 영향을 미친다. 이러한 요인들은 혈액 순환을 방해하거나 혈관 벽을 손상시켜 전신 건강에 문제를 일으킬 수 있다.

포인트크롬 요법 강론

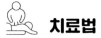 **치료법**

1. 포인트크롬 요법

좌측 심포 경락 내관혈(5)에 S극을 붙이고, 우측 비경락 공손혈(3)에 N극을 붙인다.

2. 수기요법

임맥 경락 천돌혈에서 곡골혈까지 지압과 추마 시술을 통해 기혈 순환을 촉진하고 신체 균형을 회복한다.

포인트크롬 반응 진단혈

순환기

고혈압
- 혈압혈: 제6경추 목뼈 아래, 좌우 각각 2촌.

저혈압
- 혈압혈: 제6경추 목뼈 아래, 좌우 각각 2촌.

- 신문혈: 심경의 원혈, 손목 주름 위 오목한 곳.

심박 과속(빈맥)

- 신당혈: 제5흉추 등뼈 아래, 좌우 각각 3촌.
- 극문혈: 심포경의 극혈, 손목 주름(대릉혈) 위쪽 약 5촌.

심박 과완(서맥)

- 신당혈: 제5등뼈 아래, 좌우 각각 3촌.
- 통리혈: 신문혈 바로 위쪽 1촌.

부정맥

- 신당혈: 제5흉추 등뼈 아래, 좌우 각각 3촌.
- 심유혈: 제5흉추 등뼈 아래, 좌우 각각 1촌 5푼.

류머티스 심장병

- 심장혈, 소장유혈: 심경에 속하며, 팔오금 주름 아래에서 3촌, 제1천추 엉치뼈구멍 좌우.
- 신당혈: 제5흉추 등뼈 아래, 좌우 각각 3촌.

협심증

- 신당혈: 제5흉추 등뼈 아래, 좌우 각각 3촌.
- 영도혈: 신문혈 위쪽 1촌 5푼.

심근경색

- 신당혈: 제5흉추 등뼈 아래, 좌우 각각 3촌.
- 극천혈: 겨드랑이 속 깊은 곳.

3. 식품과 약재

강황, 다시마, 당근, 들기름, 미역, 녹미채(해초), 살구, 솔잎술, 시금치, 연근, 울금, 염교, 참깨, 참기름, 팽이버섯 등을 먹으면 증상 완화에 도움이 된다.

1) 협심증

협심증은 심장에 혈액을 공급하는 관상동맥이 좁아지거나 막혀 발생하는 질환이다. 주요 증상은 가슴 중앙의 통증과 압박감이며, 이는 왼쪽 어깨, 팔, 목, 턱 등으로 퍼질 수 있다. 또한 숨 가쁨, 현기증, 식은땀 등의 증상이 동반될 수 있다. 이런 증상은 보통 운동이나 스트레스를 받을 때 악화되다가, 휴식을 취하면 완화된다.

이 질환의 주요 원인은 관상동맥 내부에 콜레스테롤이 쌓이는 죽상동맥경화, 고혈압, 당뇨병, 흡연, 과음, 비만, 운동 부족 등이 포함된다. 또한 심한 스트레스나 과도한 운동도 협심증을 유발할 수 있으며, 나이, 성별, 가족력 또한 중요한 위험 요인으로 작용한다.

 치료법

1. 포인트크롬 요법

① 좌측 심포 경락 내관혈(5)에 N극을, 우측 비경락 공손혈(3)에 S극을 붙인다.

② 우측 폐경락 열결혈(6)에 S극, 좌측 신경락 조해혈(2)에 N극을

붙인다.

③ 가슴 정중앙 임맥 경락 전중혈(6)에 S극을, 그 바로 뒤 척추의 독
맥 경락 오목한 곳에 N극을 붙인다.

2. 수기요법

전신 안마와 지압, 그리고 추나요법을 통해 신경과 혈관을 청소
한다.

3. 식품과 약재

감자, 강황, 고구마, 귤껍질즙, 냉이 뿌리, 다시마 가루, 땅콩, 마늘,
모자반, 사과식초, 삶은 완두콩즙, 수박씨, 양파, 음양곽차, 울금, 옥
수수, 팽이버섯, 표고버섯, 파슬리, 호박 등을 먹으면 증상 완화에 도
움이 된다.

맥문동의 효능

맥문동은 백합과에 속하는 다년생 식물로, 예로부터 약재로 널리
사용되어 왔다. 여러 가지 효능을 가지고 있는데, 우선 심장의 열을
내려 주고 가슴의 답답함을 덜어 주는 효과가 있다. 또한 폐를 보호
하면서 기침을 완화하고, 몸에 진액을 만들어 갈증을 풀어 주는 데
도움을 준다. 더불어 혈액을 보충하고, 장을 부드럽게 하여 변비를

해소하는 데도 효과적이다.

원지의 효능

원지는 따뜻한 성질을 가진 약재로, 심신 안정과 호흡기 건강에 도움을 준다. 주요 약성은 안신(마음을 안정시킴), 거담(가래를 제거), 진경(긴장 완화), 건비익기(소화 기능 개선과 기운 보충) 등이다. 또한 염증을 줄이는 항염 작용, 활성산소를 제거하는 항산화 작용을 통해 면역력을 강화하는 데도 효과적이다.

과루의 효능

과루는 박과 식물로, 하늘타리 열매를 말려 한방에서 널리 사용해 왔다. 체내 열을 낮추고 가래를 없애며, 답답한 가슴을 풀어 주는 데 효과적이다. 폐, 위, 대장에 작용해 기침, 흉통, 변비 같은 증상을 완화한다. 또 염증을 줄여 암 예방에 도움을 주고, 심혈관 질환을 개선하는 데 유용하다. 특히 과루 씨앗은 폐를 촉촉하게 하고 가래를 줄이며, 배변 활동을 원활하게 하는 데 효과적이다.

포인트크롬 요법 강론

2) 심계항진(가슴 두근거림·숨이 차다)

심계항진은 가슴이 두근거리거나 불규칙한 심장 박동을 느끼는 증상으로, 종종 흉부 압박감, 호흡 곤란, 어지러움, 피로, 갑작스러운 식은땀, 불안감 등이 동반될 수 있다.

원인은 스트레스와 불안 같은 심리적 요인, 카페인이나 니코틴의 과다 섭취 등 잘못된 생활 습관에서 비롯될 수 있다. 또한, 빈혈이나 갑상선 기능 항진 같은 신체적 문제, 부정맥이나 심부전 같은 심혈관 질환, 특정 약물의 부작용도 원인으로 작용할 수 있다.

 치료법

1. 포인트크롬 요법

① 오른발 비경락 공손혈(3)에 S극을, 왼손 심포 경락 내관혈(5)에 N극을 붙인다.
② 흉골의 중심에서 임맥 경락 전중혈(6)에 N극을, 그 바로 뒤에 해당하는 등뼈 독맥 경락 오목한 곳에 S극을 붙인다.

2. 수기요법

전신 안마와 지압 그리고 추마 요법으로 신경과 혈관 청소를 한다.

3. 식품과 약재

감자, 고구마, 냉이 뿌리, 다시마 가루, 당근즙, 당삼, 마늘, 모자반, 땅콩, 수박씨, 쑥갓즙, 양파, 옥수수, 음양곽차, 완두콩즙, 표고버섯, 파슬리, 파슬리와 샐러리 주스, 호박, 황기, 토마토즙 등을 먹으면 증상 완화에 도움이 된다.

포인트크롬 요법 강론

3) 고혈압

고혈압은 수축기 혈압이 140mmHg 이상이거나 이완기 혈압이 90mmHg 이상인 경우를 말하며, 종종 뚜렷한 증상이 나타나지 않는다. 심한 경우에는 두통, 어지러움, 피로, 흉통, 호흡 곤란 등이 나타날 수 있다. 눈에 있는 혈관에도 영향을 미쳐 시력 저하와 눈의 피로를 유발할 수 있으며, 일부 환자는 코피와 얼굴 홍조를 경험하기도 한다. 장기적으로는 신장 기능에 부담을 주고 심혈관 질환으로 이어질 위험이 있다.

고혈압의 원인으로는 유전적 요인, 염분 과다 섭취, 체중 증가, 음주, 흡연, 운동 부족, 그리고 스트레스와 같은 생활습관 문제가 포함된다. 또한, 신장 질환, 갑상선 기능 이상 같은 기저 질환도 영향을 미칠 수 있다. 고혈압은 속발성 고혈압과 본태성 고혈압으로 나뉘며, 원인을 파악해 관리하는 것이 중요하다.

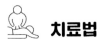

치료법

1. 포인트크롭 요법

처방 1

① 왼손 소장 경락 후계혈(2)에 S극을, 오른발 방광 경락 심맥혈(8)
에 N극을 붙인다.

② 왼손 심포 경락 내관혈(5)에 N극을, 오른발 비경락 공손혈(3)에
S극을 붙인다.

③ 상복부 임맥 경락 거료혈(6)에 S극을, 허리 독맥 경락 명문혈(2)
에 N극을 붙인다.

처방 2

합곡혈(7), 내관혈(5), 신맥혈(8)에 N극을, 공손혈(3), 태충혈(4), 후계
혈(2)에 S극을 붙인다.

2. 수기요법

① 손과 발의 원혈을 지압한다.

② 전신 안마, 지압, 추마, 근막 스트레칭을 통해 선천의 기와 후천
의 기의 흐름을 원활히 개선하면 근육, 혈관, 신경의 기능을 회
복하는 데 도움이 된다.

3. 식품과 약재

감즙, 감자, 검정콩, 고구마, 구기자, 김, 냉이 뿌리, 녹미채, 다시마,

당근, 당근즙, 레몬차, 모자반, 미역, 무, 뽕나무잎, 산사자차, 사과, 샐러리, 샐러리즙, 솔잎, 수박씨, 시금치, 양배추, 양파, 연근, 우유, 우엉, 음양곽차, 옥수수, 오이, 완두콩즙, 쑥갓즙, 진피차, 참외, 표고버섯, 호박, 현미초 등을 먹으면 증상 완화에 도움이 된다.

하고초의 효능

하고초는 쓰고 차가운 성질을 가진 약초로, 다양한 치료 효과를 지니고 있다. 결핵성 임파선염과 갑상선종을 완화하며, 간의 열을 내려주고 기혈 순환을 돕는다. 또한, 습기로 인해 발생하는 신경통 치료에도 효과적이다.

특히 혈당과 혈압을 낮추어 당뇨병과 고혈압 관리를 돕고, 이뇨 작용을 통해 체내의 노폐물 배출을 촉진한다. 항염증과 항암 작용이 있어 건강을 유지하고 질병을 예방하는 데 유용한 약초로 알려져 있다.

4) 저혈압

저혈압은 최고 혈압이 90mmHg 이하, 최저 혈압이 60mmHg 이하일 때 진단된다. 주요 증상으로는 어지러움, 두통, 피로감, 시야 흐림 등이 있다. 자세를 바꿀 때 발생하는 기립성 저혈압으로 인해 어지러움과 실신 가능성이 생기기도 한다. 이 외에도 수족냉증, 손발 저림, 변비, 이명, 심계항진, 체온 저하 같은 증상이 나타날 수 있으며, 심한 경우 소화 불량이나 불면증까지 동반된다.

저혈압의 원인으로는 유전적 요인, 탈수, 영양 부족, 잘못된 생활 습관이 포함된다. 과도한 스트레스와 체력 저하, 특정 약물의 부작용도 주요 요인으로 작용한다. 속발성 저혈압은 빈혈, 심장 쇠약, 갑상선 기능 저하 같은 질환으로 발생하며, 본태성 저혈압은 특별한 원인 없이 혈압이 낮은 상태를 의미한다.

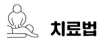 **치료법**

1. 포인트크롬 요법

① 오른손 소장 경락 후계혈(2)에 S극을, 왼발 방광 경락 신맥혈(8)

에 N극을 붙인다.

② 오른손 심포 경락 내관혈(5)에 N극을, 왼발 비경락 공손혈(3)에
　S극을 붙인다.

③ 독맥 경락 대추혈(2)에 S극을, 허리 명문혈(2)에 N극을 붙인다.

2. 수기요법

전신 안마, 지압, 추마, 근막 스트레칭을 통해 혈액순환을 촉진하는
것이 바람직하다.

3. 식품과 약재

검은콩, 대추, 용안육 등을 먹으면 증상 완화에 도움이 된다.

5) 냉증

냉증은 허리, 팔, 어깨, 손발 등 특정 부위가 차가워지는 증상을 말한다. 그러나 허약 체질이거나 마른 사람의 경우, 갑상선 또는 뇌하수체 기능 저하로 인한 호르몬 부족으로 인해 몸 전체에 냉기가 흐르기도 한다. 이러한 냉증은 원인에 따라 두 가지 유형으로 나뉘는데, 첫째는 자율신경의 영향을 받는 경우이며, 둘째는 심인성 원인에 의한 경우이다.

자율신경으로 인한 냉증
자율신경의 이상으로 발생하는 냉증은 특정 부위가 다른 부위보다 차가워지는 현상을 말하며, 이는 혈관이 수축하여 혈액 흐름이 줄어들기 때문이다. 자율신경은 혈관의 수축과 확장을 조절하는 중요한 역할을 하지만, 자율신경이 불균형 상태에 빠지면 신체 표면의 혈액 순환이 저하되어 냉증이 나타날 수 있다.

심인성 냉증
심인성 냉증은 특정 부위가 차갑게 느껴지지만, 실제로는 다른 부위의 피부 온도와 차이가 없는 상태를 말한다. 이는 '겨울이 되면 냉증이 심해진다'는 믿음과 같은 심리적 요인에서 기인하는 경우가 많다.

포인트크롬 요법 강론

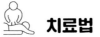

치료법

1. 포인트크롬 요법

처방 1

온몸의 냉기

① 오른손 소장경의 후계혈(2)에 S극을, 왼발 방광경의 신맥혈(8)에 N극을 붙인다.

② 왼손 폐경락 열결혈(6)에 N극을, 오른발 신경의 조해혈(2)에 S극을 붙인다.

③ 목덜미의 독맥 경락 대추혈(2)과 복부 중앙의 임맥 경락 거골혈(6)에 S극을 붙인다.

④ 허리의 독맥 경락 제5요추 아래의 오목한 곳과 하복부의 임맥 경락 기해혈(6)과 발바닥의 신경락 용천혈(2)에 N극을 붙인다.

어깨부터 팔, 손이 차가운 환자

① 차가운 쪽 손의 소장 경락 후계혈(2)에 S극을, 반대쪽 발의 방광 경락 신맥혈(8)에 N극을 붙인다.

② 차가운 쪽 손 바깥쪽 삼초 경락 외관혈(1)에 N극을, 반대쪽 발 담경락 임읍혈(5)에 S극을 붙인다.

③ 독맥 경락 대추혈(2)에 S극을, 좌우 견갑골 중앙 소장 경락 천종

혈(2)에 N극을 붙인다.

하반신의 냉기

① 차가운 쪽 손 바깥쪽 삼초 경락 외관혈(1)에 N극을, 반대쪽 발 담경락 임읍혈(5)에 S극을 붙인다.

② 차가운 쪽 손의 폐경락 열결혈(6)에 N극을, 반대쪽 발의 신경락 조해혈(2)에 S극을 붙인다.

③ 임맥 경락 거료혈(6)에 S극을, 기해혈(6)에 N극을 붙인다.

처방 2

관원혈(6), 삼음교혈(3), 태충혈(4)에 N극을 강하게 붙인다.

2. 수기요법

① 독맥 경락 요양문혈, 방광 경락 지음혈, 비경락 태백혈을 지압한다.

② 손과 발의 원혈을 지압한다.

③ 전신 안마, 지압, 추마, 근막 스트레칭 시술을 통해 선천의 기와 후천의 기의 흐름을 원활히 하여 근육, 혈관, 신경의 기능을 회복하는 것이 바람직하다.

3. 식품과 약재

    강황, 고추, 당근, 당귀, 머위, 마늘, 무, 부추, 산수유, 시금치, 양배추, 울금, 인삼, 청국, 청궁, 콩, 콩나물, 팥, 파, 팽이버섯 등을 먹으면 증상 완화에 도움이 된다.

6) 림프 부종

림프 부종은 림프액 순환 장애로 특정 부위에 비정상적인 부종이 발생하는 질환이다. 주로 팔과 다리에서 나타나며, 부어오른 부위가 딱딱하고 무겁게 느껴질 수 있다. 심한 경우 피부가 두꺼워지고 감염이나 염증이 생길 수 있다. 증상이 악화되지 않도록 조기 치료와 관리가 필요하다.

주요 원인으로는 림프관 손상, 림프절 제거, 방사선 치료, 감염, 외상 등이 있다. 선천적인 림프관 기능 이상이나 만성 질환, 비만, 특정 기생충 감염도 원인이 될 수 있다.

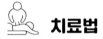

치료법

1. 포인트크롬 요법

① 비경락 대도혈(3)에 N극을, 은백혈(3)에 S극을 붙인다.
② 대장 경락 양계혈(7)에 N극을, 곡지혈(7)에 S극을 붙인다.

2. 수기요법

① 비경의 공손혈과 음릉천혈을 지압한다.
② 손과 발의 원혈을 지압한다.
③ 전신 안마, 지압, 추마, 그리고 근막 스트레칭 시술을 통해 선천
  과 후천의 기 흐름을 원활히 하여 근육, 혈관, 신경의 기능을 회
  복하는 것이 바람직하다.

3. 식품과 약재

강낭콩 달인 물, 검은콩, 냉이, 등심초차, 목통차, 발효식초, 율무,
팽이버섯 등을 먹으면 증상 완화에 도움이 된다.

7) 다한증

다한증은 땀이 비정상적으로 과다하게 분비되는 상태를 말한다. 주로 손바닥, 발바닥, 겨드랑이 같은 부위에서 나타난다. 더운 날씨나 운동과 관계없이 발생하며, 긴장하거나 스트레스를 받을 때 증상이 심해질 수 있다. 심한 경우 일상생활에 영향을 주며 피부 감염 위험을 높일 수 있다.

원발성 다한증은 자율신경계의 과도한 활성화로 발생하며, 기저질환 없이 유전적 요인과 관련이 깊다. 속발성 다한증은 갑상선 기능항진증, 당뇨병, 비만, 신경계 질환, 약물 부작용 등 특정 원인으로 나타난다. 폐경기와 스트레스도 속발성 다한증을 유발할 수 있다. 정확한 원인을 파악하고 적절한 치료와 관리가 필요하다.

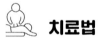 **치료법**

1. 포인트크롬 요법

신유혈(8), 곡지혈(7), 족삼리혈(6), 용천혈(2)에 N극을 강하게 붙인다.

2. 수기요법

① 수소음심경의 음극과 족소음신경의 복류를 지압한다.
② 손과 발의 원혈을 지압한다.
③ 전신 안마와 지압 그리고 추마와 근막 스트레칭 시술을 통해서
   선천의 기와 후천의 기의 흐름을 좋게 하여 근육과 혈관 그리고
   신경의 기능을 회복하는 것이 바람직하다.

3. 식품과 약재

율무을 먹으면 증상 완화에 도움이 된다.

8) 빈혈

빈혈은 적혈구 수나 헤모글로빈 농도가 감소하여 산소 공급이 부족해지는 상태를 말한다. 주요 증상으로는 피로감, 어지러움, 두통, 창백한 피부, 숨 가쁨 등이 있다. 심한 경우에는 운동 시 숨이 차거나 가슴 통증, 손발 냉증, 집중력 저하 같은 증상이 나타날 수 있다. 산소 부족을 만회하기 위해 심장이 더 빠르게 뛰는 빈맥이 나타나기도 한다.

빈혈의 주요 원인은 철분 결핍, 비타민 B12와 엽산 부족, 출혈, 골수 이상 등이 있다. 철결핍성 빈혈이 가장 흔하며, 만성 출혈이나 특정 질환으로 적혈구 생성이 감소하거나 파괴가 되면 빈혈이 발생할 수 있다.

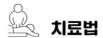 **치료법**

1. 포인트크롬 요법

① 소장 경락 후계혈(2)의 S극을, 전곡혈(2)에 N극을 붙인다.
② 비장 경락 대도혈(3)에 N극을, 은백혈(3)에 S극을 붙인다.

2. 수기요법

① 손과 발의 원혈을 지압한다.
② 전신 안마, 지압, 그리고 추마 시술을 통해 선천의 기와 후천의
　기의 흐름을 원활히 개선함으로써 근육, 혈관, 그리고 신경의 기
　능을 회복시키는 것이 바람직하다.

3. 식품과 약재

　검정깨, 검정콩, 다시마, 당근, 동물의 간, 딸기, 무잎, 무화과, 미꾸
라지, 미역, 상추, 샐러리, 시금치, 양배추, 연근, 컴프리, 토마토, 파
세리, 팥, 포도, 전복, 해삼 등을 먹으면 증상 완화에 도움이 된다.

6장

신경계 질환

1. 중추 신경계와 말초 신경계의 역할

중추 신경계는 뇌와 척수로 구성되어 신체의 모든 신호를 처리하고 조정하는 역할을 한다. 뇌는 감각, 운동, 인지, 균형 등 중요한 기능을 담당하며, 척수는 뇌와 신체 각 부위를 연결하여 신호를 전달하고 반사 작용을 조절한다. 중추 신경계는 신체의 모든 기능을 통합하고 통제하는 핵심적인 시스템이다.

말초 신경계는 중추 신경계에서 분리되어 나온 신경으로 신체 전체에 분포한다. 말초 신경계는 크게 뇌척수 신경계와 자율신경계로 나뉘며, 감각과 운동 신호를 전달하거나 심장 박동, 소화, 호흡 같은 무의식적 기능을 조절하는 역할을 한다. 중추 신경계와 말초 신경계는 서로 협력하여 신체의 외부와 내부 상태를 감지하고 적절하게 반응하도록 돕는다.

치료법

1. 포인트크롬 요법

① 간장 경락 행간혈(4)에 S극을, 중봉혈(4)에 N극을 붙인다.
② 담경락 규음혈(5)에 N극을, 협계혈(5)에 S극을 붙인다.

2. 수기요법

① 척추 배유혈 지압한다.
② 손과 발의 원혈을 지압한다.
③ 전신 안마와 지압 그리고 추마와 근막 스트레칭 시술을 통해서
   선천의 기와 혈 그리고 후천의 기와 혈의 흐름을 좋게 하여 근육
   과 혈관 그리고 신경의 기능을 회복하는 것이 바람직하다.

3. 식품과 약재

다시마, 메밀, 미역, 상추, 샐러리, 양배추, 조개, 참깨, 참마, 콩, 풋
콩, 포도 등을 먹으면 증상 완화에 도움이 된다.

1) 늑간 신경통

늑간 신경통은 척추 흉추 부위의 늑간 신경에서 발생하는 통증으로, 주로 가슴, 옆구리 등에서 나타난다. 통증은 날카롭고 찌르는 듯하며, 하품, 기침, 웃음 등 일상적인 동작에도 악화될 수 있다. 신경 주변의 염증이나 자극으로 통증이 더 심해지며, 움직임에 따라 불편함이 커진다.

주요 원인으로는 신경 손상과 압박이 있다. 흉추 문제, 예를 들어 추간판이 탈출해 늑간 신경을 압박해 통증을 유발할 수 있다. 또한, 근육 긴장, 외상, 바이러스 감염(예: 대상포진)도 원인으로 작용한다. 신경 주변 염증이나 흉부 근육 과긴장은 늑간 신경을 자극해 통증을 일으킬 수 있다.

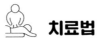 **치료법**

1. 포인트크롬 요법

① 환측(아픈 쪽)의 삼초 경락 외관혈(1)에 N극을, 건측 다리 담경락 임읍혈(5)에 S극을 붙인다.

② 환측 손의 폐경락 열결혈(6)에 N극을, 건측 다리 신경락 조해혈 (2)에 S극을 붙인다.

③ 가슴 앞쪽 임맥 경락(6) 전중혈과 중완혈에 각각 S극을 붙이고, 통증이 있는 아시혈에 N극을 붙인다.

2. 수기요법

척추를 중심으로 흉곽 전체를 추마와 근막 스트레칭으로 시술한다.

3. 식품과 약재

감꼭지, 김, 다시마, 당근, 마황, 메밀, 바지락조개, 방풍, 부자, 사과, 생강, 송진, 속단, 시금치, 신경초, 애기똥풀, 엄나무, 오가피, 우슬, 연근, 찔레나무의 뿌리, 참깨, 콩나물, 토마토, 호박 등을 먹으면 증상 완화에 도움이 된다.

2) 좌골(궁둥) 신경통

좌골 신경은 요추 하부와 천추 상부에서 시작해 골반을 지나 엉덩이, 궁둥, 그리고 하지 뒤쪽을 따라 발가락 끝까지 이어지는 인체에서 가장 굵고 긴 말초신경이다. 이 신경을 따라 나타나는 극심한 통증이 좌골 신경통으로, 주로 다리 바깥쪽의 담경락과 뒤쪽 종아리 부분의 방광 경락을 따라 통증이 발생한다.

좌골 신경통의 주요 원인은 허리 디스크, 변형성 척추증, 척수종양 등이 있으며, 복부나 골반 내 종양, 신경염, 비타민 B 결핍증 또한 원인이 될 수 있다. 냉기와 피로로 인해 통증이 발생하거나 악화되기도 한다. 통증이 나타나는 부위를 치료하거나, 반대쪽 부위를 치료하는 교차 요법이 효과적이다.

치료법

1. 포인트크롬 요법

① 환측의 삼초경 외관혈(1)에 S극을, 건측의 담경락의 임읍혈(5)에 N극을 붙인다.

② 환측 소장경 후계혈(2)에 N극을, 건측 방광경의 신맥혈(8)에 S극을 붙인다.

③ 독맥 경락 대추혈(2)에 S극을 붙인다.

④ 담경락 양릉천혈과 현종혈, 방광 경락 승부혈과 승산혈에 N극을 부착한다.

2. 수기요법

요추 부위에서 하지까지 방광 경락과 담경락을 중심으로 추나요법과 근막 스트레칭 시술을 시행한다. 또한, 족소양담경의 견료혈을 중심으로 혈자리 지압을 병행한다.

3. 식품과 약재

김, 다시마, 당근, 바지락조개, 사과, 시금치, 연근, 참깨, 콩나물, 토마토, 호박 등을 먹으면 증상 완화에 도움이 된다.

3) 삼차 신경통

삼차 신경통은 삼차신경을 따라 나타나는 극심한 통증으로, 찌르거나 도려내는 듯하며 발작적으로 발생한다. 통증은 얼굴의 특정 부위나 넓은 범위에서 나타날 수 있으며, 대화, 식사, 세수 같은 일상 활동 중에도 유발될 수 있어 삶의 질에 영향을 준다.

주요 원인은 삼차신경이 혈관에 압박을 받거나 자극이 가해지는 경우다. 신경 손상, 종양, 감염, 외상 등이 원인이 될 수 있으며, 원인이 명확하지 않을 경우 특발성 삼차 신경통으로 분류한다.

 치료법

1. 포인트크롬 요법

① 독맥 경락 대추혈(2)에 S극을 붙인다.
② 통증이 없는 쪽 손의 삼초 경락 외관혈(1)에 S극, 통증이 있는 쪽의 담경락 임읍혈(5)에 N극을 붙인다.

첫째 가지(안신경)의 통증

① 두유혈에 N극을 붙인다.

② 양백(눈동자 바로 위 눈썹 위로 1cm 지점)에 N극을 붙인다.

둘째 가지(상악신경)의 통증

① 코들보 중간 정도의 겨드랑이에 나오는 자발통, 즉 아시혈에 N극을 붙인다.

② 눈꼬리 바로 아래 콧날개 높이 하백혈에 N극을 붙인다.

③ 지창(입꼬리에서 5mm 지점)에 N극을 붙인다.

셋째 가지(하악신경)의 통증

① 하악골 위쪽 모서리에서 아래 가장자리를 따라 3cm 정도 내려간 오목한 아시혈 가운데에 N극을 붙인다.

② 지창에 N극을 붙인다.

③ 승장(아랫입술 아래 오목한 가운데)에 N극을 붙인다.

④ 그 외에 통증이 있는 곳에 N극을 붙인다.

2. 수기요법

증상이 있는 부위에 추나요법과 근막 스트레칭 시술을 진행한다. 지압은 안신경과 관련된 양백혈, 찬죽혈, 두유혈, 상악신경과 연관된 사백혈, 하악신경과 연결된 하관혈, 대영혈, 합곡혈, 곡지혈, 예풍혈을 대상으로 한다.

3. 식품과 약재

김, 다시마, 당근, 바지락조개, 사과, 시금치, 연근, 참깨, 콩나물, 토마토, 호박 등을 먹으면 증상 완화에 도움이 된다.

4) 치통과 치근통

치통과 치근통은 치아와 치근 주위 조직에서 발생하는 통증으로, 충치, 치수염, 잇몸병, 치근 주위 염증 등이 주요 원인이다. 통증은 저릿저릿하거나 날카롭게 찌르는 듯하며, 심한 경우 일상생활에 영향을 줄 수 있다.

치통 완화에는 경락도상 대장 경락 합곡혈 지압이 효과적이다. 이 방법은 근본 원인 치료와 병행할 때 더욱 유용하며, 치아 균열, 잇몸 질환 등의 원인 해결이 중요하다.

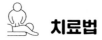 **치료법**

1. 포인트크롬 요법

처방 1

아랫니의 통증

엄지와 검지를 벌려 삼각지대를 찾은 뒤, 손가락 끝으로 눌러 통증이 강하게 느껴지는 부위인 합곡혈(7)에 S극을 붙인다.

윗니의 통증

① 아랫니와 같은 곳(합곡혈)에 S극을 붙인다.

② N극은 아픈 치아 아시혈 부분에 볼 위부터 붙인다.

처방 2

대장 경락 합곡혈(7)과 수소양 삼초경락 삼양락혈(1)에 N극을 강하게 붙인다.

2. 수기요법

삼양락혈은 지구혈에서 1촌 위에 있으며, 팔의 뒤쪽에서 자뼈와 노뼈 사이 공간의 중점에 해당한다. 합곡혈과 여태혈은 치통 완화에 효과적인 혈자리로 알려져 있으며, 지압을 통해 통증 완화에 도움을 줄수 있다

3. 식품과 약재

감초 달인 물, 마늘, 작약 등을 먹으면 증상 완화에 도움이 된다.

5) 편두통

편두통은 혈관의 확장과 수축 과정에서 발생하며, 발작적이고 극심한 박동성 통증을 특징으로 한다. 주로 머리 한쪽에서 나타나며 메스꺼움, 구토, 빛과 소리 민감성 등의 증상이 동반될 수 있다. 몇 시간에서 며칠간 지속되며, 일상생활에 지장을 줄 수 있다.

원인은 유전적 요인이 주요하며, 스트레스, 수면 부족, 특정 음식 섭취, 호르몬 변화 등이 편두통을 유발하거나 악화시킬 수 있다. 체질과 생활 습관도 편두통의 빈도와 강도에 영향을 미친다.

 치료법

1. 포인트크롬 요법

① 환측의 삼초 경락 외관혈(1)에 S극을 붙인다.
② 건측의 담경락 임읍혈(5)에 N극을 붙인다.

2. 수기요법

인당혈, 합곡혈, 태양혈은 두통과 스트레스 완화에 효과적이다. 각각 두 눈썹 사이, 엄지와 검지 사이, 눈썹 끝과 관자놀이 사이에 위치하며, 부드럽게 지압하면 통증 완화에 도움이 된다.

3. 식품과 약재

고삼, 꼬막, 국화차, 궁지차, 녹차, 당근즙, 민들레차, 무즙, 박하차, 바지락국, 사과즙, 쇠꼬리, 시금치, 알로에즙, 인삼즙, 익모초즙, 천궁차 등을 먹으면 증상 완화에 도움이 된다.

6) 전두통 또는 군발성 두통

머리 전체에 극심한 통증이 발생하며 둔통, 격통, 신경통과 같은 다양한 형태로 나타날 수 있다. 머리가 무겁고 화끈거리는 느낌을 동반하며, 구역질, 구토, 의식장애, 편마비 같은 심각한 증상이 함께 나타난다면 즉각적인 처치가 필요하다. 갑작스럽게 증상이 발생하면 생명에 관련된 중대한 질환일 가능성이 있다.

전두통은 뇌 자체의 이상보다는 두개골을 덮고 있는 혈관, 근육, 신경 등 외부 요인에서 비롯되는 경우가 많다. 긴장성 두통 및 근수축성 두통은 숙취, 감기, 수면 부족, 변비, 눈의 피로, 자율신경 실조증, 생리 이상, 갱년기 장애 등 다양한 원인으로 발생할 수 있으며, 근본 원인을 해결하는 것이 두통 완화에 중요하다.

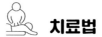 **치료법**

1. 포인트크롬 요법

처방 1

① 오른손 소장경 후계혈(2)에 S극을, 왼발 방광 경락 신맥혈(8)에

N극을 붙인다.

② 왼손 삼초경 외관혈(1)에 N극을, 오른발 담경락 임읍혈(5)에 S극을 붙인다.

③ 방광 경락 천주혈(8)에 각각 S극과 N극을 붙인다.

처방 2

태양혈(5), 합곡혈(7)에 N극을 강하게 붙인다.

2. 수기요법

① 영골 합곡혈을 지압한다.

② 목을 교정하고, 분계항선과 목 주변을 마사지와 지압으로 시술한다.

3. 식품과 약재

고삼, 국화차, 궁지차, 꼬막, 녹차, 당근 채소즙, 민들레차, 무즙, 박하차, 바지락국, 사과즙, 쇠꼬리, 시금치, 알로에즙, 인삼즙, 익모초즙, 천궁차 등을 먹으면 증상 완화에 도움이 된다.

박하의 효능

박하는 맛이 맵고 약성이 서늘하며, 소화불량, 복부 팽만감, 두통 완화에 효과적이다. 주요 성분인 멘톨은 소화기와 신경을 안정시키고, 혈액순환과 호흡기 건강 증진에도 도움을 준다. 또한 항균 효과로 구강 건강을 돕고, 피부 염증과 가려움증을 완화하는 데 유용하다. 박하차나 오일로 활용하면 효능을 더 효과적으로 누릴 수 있다.

고본의 효능

고본은 맛이 맵고 약성이 따뜻하며, 한습을 해소하고 머리 정수리의 통증을 완화하는 데 효과적이다. 또한 풍을 몰아내고 찬 기운을 발산하며, 습기를 제거하고 통증을 완화하는 효능을 가지고 있다.

7) 노이로제

노이로제는 주로 불안, 우울, 예민함 같은 심리적 증상으로 나타나며, 가슴 답답함, 두통, 소화 장애, 피로감 같은 신체 증상이 동반될 수 있다. 스트레스 상황에서 과도하게 반응하거나 정서적으로 불안정해지는 것이 특징적이다. 이러한 증상은 일상생활에 영향을 미쳐 사회적 및 직업적 활동에 불편함을 초래할 수 있다.

만성적인 스트레스, 외상 경험, 유전적 요인, 성격적 특성이 주요 원인으로 작용하며, 심리적 압박이나 갈등은 신경 과민과 정서적 불안정을 유발할 수 있다. 과거 외상 경험이 무의식적으로 작용하여 심리적 및 신체적 증상을 일으키는 경우도 있다.

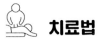 **치료법**

1. 포인트크롬 요법

① 방광 경락 지음혈(8)에 S극을, 위중혈(8)에 N극을 붙인다.
② 소장 경락 후계혈(2)에 S극을, 전곡혈(2)에 N극을 붙인다.
③ 심포 경락 대릉혈(5)에 S극을, 곡택혈(5)에 N극을 붙인다.

2. 수기요법

두상과 척추를 중심으로 추마하여 긴장을 완화하고, 척추에 위치한 배유혈을 지압함으로써 심신의 안정과 편안함을 도모한다. 이러한 방법은 신경과 근육을 진정시키고 스트레스를 완화하는 데 도움이 된다.

3. 식품과 약재

개연꽃의 뿌리, 김, 녹미채, 다시마, 메밀, 미역, 문어, 석결명씨, 상추, 샐러리, 양배추, 오징어, 완두콩, 조개, 참깨, 참마, 콩, 포도 등을 먹으면 증상 완화에 도움이 된다.

뇌 건강 유지와 수명을 위한 필수 조건

뇌 기능 저하는 수명뿐만 아니라 삶의 질에도 영향을 줄 수 있다. 뇌세포는 20대 중반부터 감소하기 시작하며, 세포 간 회로 연결의 단절이 뇌 기능 저하의 주요 원인으로 작용한다. 이를 예방하기 위해 뇌를 자극하고 활동을 늘리는 습관이 건강한 뇌 기능 유지에 필수적이다.

충분한 수면은 뇌 건강을 위한 기본 조건이다. 수면 중 생성되는 물질은 뇌 기능을 회복시키는 데 도움을 준다. 불포화지방산은 뇌세포를 구성하는 데 중요한 역할을 하며, 호두, 해바라기씨, 등푸른생선 같은 식품에 풍부하게 포함되어 있다. 칼슘은 뇌신경 안정과 피로 예방에 유익하고, 비타민 C는 기억력 강화와 뇌세포 보호에 도움을 준다. 셀레늄은 뇌세포 손상을 막고 노화를 예방하며, 홍화유는 뇌 혈류를 원활히 하는 데 효과적이다. 마지막으로, 가벼운 운동은 산소 공급을 늘려 기억력과 뇌 건강 유지에 중요한 역할을 한다.

8) 불면증

불면증은 잠들기 어렵거나, 자주 깨거나, 수면의 질이 낮아 충분한 휴식을 취하지 못하는 상태를 말한다. 주요 증상으로는 조조각성, 입면장애, 숙면장애 등이 있으며, 불안감, 머리 무거움, 어깨 결림, 손발의 절임과 냉기, 짜증 같은 신체적·정서적 불편함이 동반될 수 있다.

원인은 스트레스, 불안, 우울증 같은 심리적 요인, 카페인 섭취, 불규칙한 생활 습관 등이 있다. 또한, 불면증이라는 인식 자체가 심리적 고통을 초래하고 증상을 악화시킬 수 있어 원인을 파악하고 적절히 관리하는 것이 중요하다.

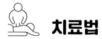 **치료법**

1. 포인트크롬 요법

처방 1

① 오른발 신경락 조해혈(2)에 S극을, 왼손 폐경락 열결혈(6)에 N극을 붙인다.

② 흉골 중앙 임맥 경락 전중혈(6)에 N극을, 그 바로 뒤 척추의 독

맥 경락 오목한 곳에 S극을 붙인다.

③ 귓볼 뒤 유양돌기 하단 뒤 완골혈(5)에 오른쪽이 S극이라면, 왼쪽에는 N극을 붙인다.

처방 2

① 방광 경락 지음혈(8)에 S극을, 위중혈(8)에 N극을 붙인다.

② 신장 경락 복류혈(2)에 N극을, 태계혈(2)에 S극을 붙인다.

③ 심포 경락 대릉혈(5)에 S극을, 곡택혈(5)에 N극을 붙인다.

④ 담경락 규음혈(5)에 S극을, 양보혈(5)에 N극을 붙인다.

⑤ 심장 경락 신문혈(1)에 S극을, 음소해혈(1)에 N극을 붙인다.

2. 수기요법

① 손과 발의 원혈을 지압한다.

② 전신 안마와 지압, 추마 시술을 통해 선천의 기와 후천의 기의 흐름을 원활히 하여 근육, 혈관, 신경의 기능을 회복한다.

③ 삼초경의 중저혈과 심포경의 노궁혈을 지압한다.

④ 장딴지 마사지를 실시하고 발끝을 젖힌다.

⑤ 용천혈을 3분간 지압한다.

3. 식품과 약재

감즙, 당근, 마늘, 매실, 무즙, 백합차, 볶은 산조인차, 상추, 샐러리, 시금치, 양파, 연근, 파, 호두차, 호박 등을 먹으면 증상 완화에 도움이 된다.

포인트크롬 요법 강론

7장

이비인후과 질환

1. 이비인후과 질환의 증상과 원인

이비인후과 질환은 코, 귀, 목과 관련된 여러 증상을 포함한다. 코막힘, 콧물, 비강 통증은 흔한 비강 증상이다. 귀에서는 통증, 이명, 청력 감소가 나타날 수 있다. 목과 관련해서는 인후염, 쉰 목소리, 삼킴 곤란 등이 일반적이다. 이러한 증상은 감염, 알레르기, 구조적 이상 등 다양한 원인에서 기인한다. 특히 만성화되면 삶의 질에 영향을 줄 수 있다.

1) 구내염

구내염은 입안 점막에 염증이 생겨 붓거나 헐어 상처가 나는 질환으로, 음식을 먹거나 물을 마실 때 심한 통증을 유발한다. 심한 경우에는 말을 하거나 침을 삼키는 것도 어려울 수 있으며, 점막 부위에 붉은 염증, 작은 궤양 또는 하얀 얇은 막이 생기는 것이 특징이다.

포인트크롬 요법 강론

원인으로는 스트레스, 면역력 저하, 영양소 결핍(특히 비타민 B군과 철분), 바이러스 감염(예: 헤르페스), 알레르기 반응, 구강 위생 불량 등이 있다. 또한, 뜨겁거나 매운 음식, 치아나 보철물로 인한 물리적 손상도 구내염을 유발할 수 있다.

치료법

1. 포인트크롬 요법

① 환측(입안의 상처가 많이 있는 부위)의 폐경락 열결혈(6)에 S극을, 건측의 신경락 조해혈(2)에 N극을 붙인다.
② 비경락 대도혈(3)에 N극을, 음백혈(3)에 S극을 붙인다. 위경락 여태혈(6)에 N극을, 함곡혈(6)에 S극을 붙인다.

2. 수기요법

복부를 중심으로 지압과 마사지를 시행하며, 추마 시술을 통해 긴장을 완화하고 내장 기관의 기능을 활성화시킬 수 있다.

3. 식품과 약제

오미자, 청궁 등을 먹으면 증상 완화에 도움이 된다.

2) 구취(입냄새)

구취는 입안에서 불쾌한 냄새가 나는 증상으로, 아침에 특히 심하거나 양치 후에도 지속될 수 있다. 이는 구강 건조, 설태, 충치, 치주염 같은 구강 문제뿐 아니라, 비염, 축농증, 역류성 식도염 같은 전신 질환과도 관련이 있다.

주요 원인으로는 구강 위생 불량, 잘못된 식습관, 스트레스, 침 분비 감소 등이 있으며, 마늘, 양파 같은 강한 향의 음식 섭취나 흡연도 원인이 될 수 있다. 드물게는 당뇨병, 간 질환, 신장 질환 등 특정 질환이 구취를 유발할 수 있다.

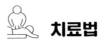 **치료법**

1. 포인트크롬 요법

① 심포경 대릉혈(5)에 N극을 붙인다.
② 소장경 전곡혈(2)에 N극을 붙인다.

2. 수기요법

① 심포 경락 대릉혈과 위경의 지창혈을 지압한다.
② 복부를 중심으로 지압, 마사지, 그리고 추마 시술을 한다.

3. 식품과 약재

오미자, 청궁 등을 먹으면 증상 완화에 도움이 된다.

오미자의 효능

오미자는 전통 한방에서 귀하게 여겨지는 약재로, 다양한 효능을 지닌 열매다. 구취 완화에 도움을 주는 항산화 및 항염증 성분이 포함되어 있어 구강 내 세균 증식을 억제한다. 폐 기능 강화에도 효과적이며, 만성 기관지염, 기침, 가래, 인후염, 편도선염 같은 호흡기 질환을 완화한다.

또한, 입 마름과 갈증 해소에 유용하며, 폐 기능 개선으로 기 소모를 줄이고 에너지 활용을 높여 다이어트에 긍정적인 영향을 미친다. 오미자는 병원균 억제와 항산화 작용을 통해 건강 증진과 질환 예방에도 도움을 줄 수 있는 유익한 식품으로 평가된다.

3) 코 막힘

코 막힘은 숨쉬기가 어려워 입으로 호흡하게 되는 증상으로, 집중력 저하, 건망증, 두통, 머리가 무거운 느낌, 냄새를 느끼지 못하는 문제를 유발할 수 있다.

주요 원인으로는 축농증, 비중격만곡, 비후성 비염, 급성 비염, 아데노이드가 있으며, 꽃가루 알레르기 비염도 포함된다. 삼나무 꽃가루는 비강 내 항원으로 작용해 알레르기 반응을 일으키고, 혈관 확장을 통해 코 막힘 증상을 심화시킬 수 있다. 코 막힘은 단순한 불편함을 넘어 생활의 질을 저하시킬 수 있어 적절한 치료가 중요하다.

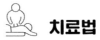 **치료법**

1. 포인트크롬 요법

처방 1

① 왼손 폐경락 열결혈(6)에 S극을, 오른발 신경락 조해혈(2)에 N극을 붙인다.
② 오른손 소장 경락 후계혈(2)에 N극을, 왼발 방광 경락 신맥혈(8)

에 S극을 붙인다.

③ 상복부의 임맥 경락 중완혈(6)에 S극을, 콧날개 양쪽 대장 경락
영향혈(7)에 N극을 붙인다.

처방 2

① 신경락 복류혈(2)에 N극을, 태계혈(2)에 S극을 붙인다.

② 위경락 여태혈(6)에 N극을, 함곡혈(6)에 S극을 붙인다.

③ 대장 경락 양계혈(7)에 N극을, 곡지혈(7)에 S극을 붙인다.

④ 폐경락 어제혈(6)에 S극을 태연혈(6)에 N극을 붙인다.

2. 수기요법

방광 경락 통천혈, 비양혈 지압한다.

3. 식품과 약재

감자즙, 산이화, 자소엽차, 현미밥, 형개차 등을 먹으면 증상 완화
에 도움이 된다.

4) 코골이

코골이는 수면 중 호흡 기류가 목 주변 조직을 진동시켜 발생하는 소리로, 기도 압박으로 인해 나타난다. 이는 산소 공급 부족을 유발해 수면의 질을 저하시킬 뿐만 아니라 장기적으로 건강 문제를 초래할 수 있다.

주요 원인으로는 비만이 가장 흔하며, 늘어난 체지방이 기도를 좁게 만든다. 만성 비염, 축농증, 음주, 흡연, 아래턱 구조 이상 등도 코골이를 유발할 수 있다. 목이 짧고 굵은 체형이나 성장 호르몬 감소로 인한 체중 증가 역시 영향을 미칠 수 있다. 코골이는 개인에 따라 원인이 다양하므로 정확한 진단과 치료가 중요하다. 체중 관리, 음주·흡연 제한, 적절한 수면 자세 유지 등으로 코골이를 예방하고 증상을 완화할 수 있다.

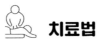 **치료법**

1. 포인트크롬 요법

처방 1

양손의 소장 경락 후계혈(2)에 S극을, 양발의 방광 경락 신맥혈(8)에
N극을 붙인다.

처방 2

① 신장 경락 복류혈(2)에 N극을, 태계혈(2)과 수천혈(2)에 각각 S극
   을 붙인다.
② 위장 경락 여태혈(6)에 N극을, 함곡혈(6)에 S극을 붙인다.
③ 폐경락 어제혈(6)에 S극을, 태연혈(6)에 N극을 붙인다.
④ 대장 경락 양계혈(7)에 N극을, 곡지혈(7)에 S극을 붙인다.

2. 수기요법

목 주변을 지압과 마사지로 풀어 준다.

3. 식품과 약재

율무을 먹으면 증상 완화에 도움이 된다.

5) 이명

이명은 환자마다 매미 소리, 사이렌 소리, 바람 소리, 날카로운 금속음, 맥박 소리 등 다양한 형태로 들릴 수 있다. 소리의 강도는 주변 환경에 따라 달라지며, 밤처럼 조용한 환경에서는 더욱 크게 느껴지기도 한다.

주요 원인으로는 내이 청신경 세포의 병변, 노인성 난청, 중이염, 이관염 같은 중이 질환이 있다. 또한, 맥박과 같은 리듬의 이명은 머리 혈관 이상으로 발생하며, 머리가 울리는 듯한 뇌명은 양쪽 귀에서 동시에 나타날 수 있다.

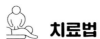 **치료법**

1. 포인트크롬 요법

처방 1

① 환측 소장 경락 후계혈(2)에 S극, 역시 환측의 방광 경락 신맥혈 (8)에 N극을 붙인다.

② 환측 심포 경락 내관혈(5)에 N극을, 반대편 다리 건측(아프지 않은

쪽) 비경락 공손혈(3)에 S극을 붙인다.

③ 독맥 경락 대추혈(2)에 S극을 붙인다.

④ 삼초 경락 청궁혈(1)과 담경락 완골혈(5)에 N극을 붙인다.

처방 2

① 신장 경락 복류혈(2)에 N극을, 태계혈(2)에 S극을 붙인다.

② 담경락 규음혈(5)에 S극을, 양보혈(5)에 N극을 붙인다.

③ 삼초 경락 액문혈(1)에 S극을, 천정혈(1)에 N극을 붙인다.

④ 소장 경락 후계혈(2)에 S극을, 전곡혈(2)에 N극을 붙인다.

⑤ 심장 경락 신문혈(1)에 S극을, 음소해혈(1)에 N극을 붙인다.

⑥ 간경락 행간혈(4)에 S극을, 중봉혈(4)에 N극을 붙인다.

2. 수기요법

삼초 경락 중저혈과 천용혈, 천창혈, 부돌혈을 지압한다.

3. 식품과 약재

산수유의 효능

산수유는 신맛과 따뜻한 약성을 가진 열매로, 다양한 건강 효능을 지니고 있다. 신장의 기능을 자극하여 신체를 따뜻하게 하고 혈액 순환을 원활하게 하며, 이로 인해 신장의 기운 저하로 발생할 수 있는 이명 증상을 개선하는 데 도움을 준다.

또한, 산수유는 정수를 보강하여 신체의 균형을 유지하고 귀와 관련된 문제를 완화하는 효과가 있다. 이러한 효능 덕분에 산수유는 신장의 기운 강화와 전반적인 신체 건강 증진에 유용한 약재로 여겨진다. 산수유는 한방에서 중요한 위치를 차지하며 건강을 유지하는 데 도움을 주는 자연의 선물이라 할 수 있다.

6) 눈의 피로

눈의 피로는 집중력 저하, 두통, 어깨 결림부터 전신의 권태감까지 다양한 증상으로 나타난다. 단순한 눈의 피로는 비타민 B 섭취와 충분한 수면, 휴식을 통해 회복할 수 있지만, 현대인들은 각종 전자 기기와 매체 사용으로 인해 눈을 과도하게 혹사시키고 있다.

눈은 뇌신경의 지배를 받기 때문에 눈의 피로는 곧 뇌의 피로로 이어질 수 있다. 이는 교감신경과 부교감신경의 균형을 무너뜨려 정신적·육체적 피로를 악화시키고, 결국 전신으로 그 영향이 미치게 된다.

 치료법

1. 포인트크롬 요법

① 오른손 소장 경락 후계혈(2)에 S극을, 왼발 방광 경락 신맥혈(8) 에 N극을 붙인다.
② 왼손 폐경락 열결혈(6)에 N극, 오른발 신경락 조해혈(2)에 S극을 붙인다.

포인트크롬 요법 강론

③ 담경락 오른쪽 동자료혈(5)에 S극을, 왼쪽 동자료혈(5)에 N극을 붙인다. 더 피곤한 쪽에 N극을 붙인다.

2. 수기요법

눈이 건조할 때 도움을 줄 수 있는 혈자리로는 명문혈, 승읍혈, 사죽공혈, 동자료혈이 있다. 이들은 눈 건강을 돕고 백내장 및 녹내장 완화에도 효과적이다. 또한 소장경의 소택혈과 완골혈도 유용하다. 후두융기 중심에서 좌우 분계항선에 위치한 천주혈, 풍지혈, 수천혈, 찬죽혈을 지압하면 눈과 관련된 증상 완화에 도움이 된다.

시력 저하를 일으키는 원인인 후두하근

후두하근은 뇌와 가장 가까이 위치한 근육으로, 뒤통수뼈 아래의 오목한 공간에 자리하고 있다. 이 근육은 대후두직근, 소후두직근, 상두사근, 하두사근으로 구성되어 있으며, 이들 근육이 후두하삼각이라는 공간을 형성한다. 이 삼각형 공간을 통해 후두하신경과 추골동맥이 지나간다.

후두하근이 긴장하면 후두하삼각 부위가 좁아지며 추골동맥이 압박을 받게 된다. 이는 소뇌, 대뇌, 후두엽으로의 혈액 순환을 방해하여 두통, 구역감, 눈의 압통과 함께 시력 저하를 초래할 수 있다. 후두하근은 시력과 깊은 연관이 있는 중요한 근육으로, 긴장 상태를 완화하기 위해 관리가 필요하다.

3. 식품과 약재

결명자, 구기자, 국화차, 현미 식사와 채식 등을 먹으면 증상 완화에 도움이 된다.

결명자의 효능

결명자는 맛이 달고 성질이 차가워 체내의 열을 가라앉히고 몸의 균형을 맞추는 데 도움을 준다. 간열을 내려 눈을 맑고 밝게 하며, 장의 기능을 촉진해 변비를 개선하는 데 효과적이다. 특히 간의 열로 인해 발생하는 눈의 피로, 시력 저하, 통증, 눈물 증상을 완화시키는 데 탁월하다. 또한 코피를 멈추고 눈 건강을 전반적으로 개선하는 효능을 지닌다. 결명자는 간 건강과 시력 개선에 뛰어난 효과가 있어 예로부터 차로 달여 마시거나 약재로 사용되어 왔다.

구기자의 효능

구기자는 맛이 달고 성질이 차가워 체내 열을 안정화시키고 몸의 정수(精水)를 보충하는 효능이 있다. 신장의 기능을 강화하며, 폐와 호흡기를 윤택하게 하고, 간 기능을 보강하여 체력 증진에 도움을 준다. 또한 풍사를 제거하고 정력을 강화시키며, 눈을 건강하게 유지하고 보호하는 데 도움을 준다. 구기자는 노화 방지와 면역력 향상에도 기여하며, 열매로 섭취하거나 차로 우려내어 마실 수 있다.

7) 인후통

인후통은 목이 아프고 침을 삼키는 것조차 어려운 상태를 말하며, 찬물이나 뜨거운 물을 마실 때 통증이 심해질 수 있다. 감기, 바이러스 감염, 과도한 목 사용, 건조한 환경, 매핵기(목에 무엇인가 걸린 느낌) 등 다양한 원인에 의해 발생할 수 있으며, 심할 경우, 음식물을 삼키기가 힘들어질 수 있다.

완화를 위해 따뜻한 소금물로 가글 하거나 충분한 수분을 섭취하는 것이 좋다. 도라지, 배즙, 대추 차 같은 천연 재료를 활용하면 효과를 볼 수 있다. 꾸준한 관리와 휴식은 목 건강을 유지하고 인후통 증상을 줄이는 데 중요한 역할을 한다.

 치료법

1. 포인트크롬 요법

① 환측의 손목 폐경락 열결혈(6)에 N극을, 건측(아프지 않은 쪽) 다리 신경락 조해혈(2)에 S극을 붙인다.

② 건측의 소장 경락 후계혈(2)에 S극을, 환측 다리의 방광 경락 신

맥혈(8)에 N극을 붙인다.

③ 임맥 경락 중완혈(6)에 S극을, 목의 통증이 있는 아시혈에 N극을 붙인다.

2. 수기요법

장지 손가락에 추마와 지압을 시행하면 혈액 순환과 신경 자극이 활성화되어 긴장과 통증을 완화하는 데 효과적이다.

3. 식품과 약재

도라지 등을 먹으면 증상 완화에 도움이 된다.

우방자(우엉 씨)의 효능

우방자는 맛이 맵고 약성이 차가운 특징을 지니고 있다. 이로 인해 부스럼과 같은 피부의 독소를 제거하고 풍열로 인한 염증이나 인후의 통증을 완화하는 데 탁월한 효과를 발휘한다. 특히 두드러기와 같은 알레르기성 증상에도 효과적으로 작용하여 피부 건강을 도와준다. 주로 차로 끓여 마신다. 전통적으로 해열, 해독 및 염증 완화 등의 용도로 활용되어 왔다.

갈근(칡뿌리)의 효능

갈근은 맛이 달고 약성이 평하여 몸에 부담 없이 균형 잡힌 효능을 발휘한다. 체온을 조절하고 열을 내려 발진과 갈증을 완화하며, 설사와 번갈(갈증과 더위를 동반한 상태)을 해소한다. 술독 해독과 열성 전염병 치료에도 효과적이며, 편도선 질환 예방과 치료에 유용하다. 근육통증 완화, 피로 회복, 피부 개선에도 도움을 줄 수 있어 차나 약재로 널리 활용된다.

8장

피부과 질환

1. 피부의 역할과 피부과 질환의 원인

피부는 표피, 진피, 피하조직의 세 층으로 구성되어 있으며, 그중 진피는 땀샘, 기름샘, 모근, 혈관, 신경 등을 포함하고 있어 피부의 영양 공급과 다양한 기능 수행에 중요한 역할을 한다. 피부는 체내 기관을 보호하고 체온을 조절하는 데 필수적이다.

피부병의 원인은 외부적 요인, 음식, 약물 반응 등으로 다양하다. 약물이나 화장품, 유독물질이 피부를 자극하거나, 지나치게 뜨겁거나 차가운 환경, 강렬한 햇볕과 자외선 노출로 피부병이 발생할 수 있다. 게, 새우, 고등어 등 특정 음식은 알레르기 반응을 유발할 수 있으며, 약물 복용 시 피부 발진 등 부작용이 나타날 수도 있다. 이외에도 세균, 바이러스, 기생충 침입이 피부 질환을 초래할 수 있다.

치료법

1. 포인트크롬 요법

① 소장 경락 후계혈(2)에 S극을, 전곡혈(2)에 N극을 붙인다.
② 방광 경락 지음혈(8)에 S극을, 위중혈(8)에 N극을 붙인다.

2. 수기요법

증상이 있는 환부 표면을 무로 문지른다.

3. 식품과 약재

곤약, 김, 녹미채, 다시마, 두부, 당근, 미역, 솔잎, 석결명씨, 시금치, 삼백초, 샐러리, 참깨, 청국장, 콩, 팥, 파세리, 표고버섯, 해초류, 완두콩 등을 먹으면 증상 완화에 도움이 된다.

1) 아토피(atopy)

아토피(atopy)는 '부적당한' 또는 '특이한'이라는 의미를 가진 용어로, 1923년 코카(Coca)와 쿠크(Cooke)라는 학자들이 처음 사용하였다. 아토피 환자는 음식물이나 흡입성 물질에 대한 과민반응으로 기관지 천식, 알레르기성 비염 등 다양한 증상을 복합적으로 경험한다.

아토피성 피부염은 심한 가려움증과 외부 자극, 알레르기 유발 물질에 민감하게 반응하는 것이 주요 특징이다. 이 질환은 주로 영유아기부터 시작되어 소아 및 청소년기에 나타나며, 만성적인 경과를 보인다. 식생활, 환경, 복용 약물 등에 따라 증상이 다양하게 나타난다.

현대 의학에서는 아토피 피부염의 발병 원인을 유전적 소인, 환경적 요인, 면역체계의 이상, 피부 보호막의 이상 등 여러 요인의 복합적 작용으로 보고 있다. 유전적 요인의 영향을 크게 받으며, 환자의 약 70~80%가 아토피 질환의 가족력을 가진다. 부모 중 한 명이 아토피 환자인 경우 자녀의 발병 확률은 약 50%, 부모 모두 환자인 경우 75%까지 증가한다.

환경적 요인은 증상 발현과 악화에 중요한 영향을 미친다. 알레르기 유발 물질, 스트레스, 대기 오염 등은 증상을 심화시킬 수 있다. 아토피는 유전적 요인과 환경적 요인이 복합적으로 작용하는 질환으로, 정확한 원인은 완전히 밝혀지지 않았지만 생활 환경 개선과 적절한 관리를 통해 증상을 완화할 수 있다.

치료법

1. 포인트크롬 요법

처방 1
① 소장 경락 후계혈(2)에 S극을, 전곡혈(2)에 N극을 붙인다.
② 방광 경락 지음혈(8)에 S극을, 위중혈(8)에 N극을 붙인다.

처방 2
① 처방 1 + 원혈요법: 소장 경락 후계혈(2)에 S극을, 전곡혈(2)에 N극을 붙인다.
② 방광 경락 지음혈(8)에 S극을, 위중혈(8)에 N극을 붙인다.

처방 3
처방 2 + 원혈 요법: 간경락 곡천혈(4)에 N극을, 중봉혈(4)에 S극을 붙인다.

2. 수기요법

추마요법과 근막 스트레칭으로 시술한다.

3. 식품과 약재

달팽이, 마른오징어, 명란젓, 삼백초차, 연어알, 율무차, 장어 등을 먹으면 증상 완화에 도움이 된다.

아토피에 효과적인 약재

금은화 효능

금은화는 단맛이 나며 성질이 차가운 약재이다. 피부에 나는 부스럼이나 종기를 치료하는 데 효과적이다. 종기로 발전하기 전의 염증은 없애 주고, 이미 생긴 종기는 터져서 회복되도록 돕는다.

또한, 몸의 열을 내리고 독소를 해독하며, 뜨겁고 답답한 기운을 가라앉혀 시원하게 만들어 주는 효과가 있다. 쉽게 말해, 피부 질환을 포함한 몸의 여러 염증이나 열성 증상을 완화하는 데 유용하다.

개구리밥(부평초)의 효능

맛이 맵고, 차가운 성질을 가지고 있으며, 폐에 작용한다. 땀을 내어 병을 푸는 효능이 있으며, 이뇨 작용과 풍진, 피부 소양증, 부종, 강심, 해독, 풍진 등에 잘 듣는다.

연교의 효능

연교는 개나리 열매에서 얻은 약재로, 쓴맛과 차가운 성질을 지녀 여러 치료에 유용하게 쓰인다. 특히 부스럼, 종기 같은 피부 질환을 치료하는 데 탁월하며, 종기의 성장을 억제하고 자연 치유를 돕는다.

이 약재는 체내에 뭉친 기를 풀어 순환을 원활하게 하고, 혈액 응고를 완화하여 혈액 순환 문제를 개선한다. 이를 통해 염증을 줄이고 독소를 해독하며, 체내 쌓인 습기와 열을 효과적으로 제거한다. 이러한 효능 덕분에 피부 염증, 열성 질환, 체내 순환 장애로 인한 다양한 증상을 완화하는 데 유용하다.

차로 끓여 마시거나 가루 형태로 만들어 피부염 부위에 바를 수 있으며, 해독 및 항염 작용이 뛰어나 전반적인 면역력 강화에도 도움을 준다.

2) 여드름

여드름은 피부의 피지선이 과도하게 활성화되어 모공이 막히면서 발생하는 피부 질환이다. 주로 얼굴, 등, 가슴 등 피지 분비가 많은 부위에 나타난다. 염증과 통증을 동반할 수 있으며, 호르몬 변화, 유전적 요인, 스트레스, 식습관 등이 주요 원인이다. 피지 조절과 피부 청결 유지는 여드름 예방에 도움을 준다. 적절한 식단과 충분한 휴식은 여드름을 완화하는 데 효과적이다. 꾸준한 피부 관리와 생활 습관 개선하면 건강한 피부를 유지할 수 있다.

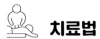 **치료법**

1. 포인트크롬 요법

① 소장 경락 후계혈(2)에 S극을, 전곡혈(2)에 N극을 붙인다.
② 위장 경락 여태혈(6)에 N극을, 함곡혈(6)에 N극을 붙인다.
③ 방광 경락 지음혈(8)에 S극을, 위중혈(8)에 N극을 붙인다.
④ 대장 경락 양계혈(7)에 N극을, 곡지혈(7)에 S극을 붙인다.
⑤ 폐경락 어제혈(6)에 S극을, 태연혈(6)에 N극을 붙인다.

2. 수기요법

배꼽 주변을 지압과 추마로 시술한다.

3. 식품과 약재

달팽이, 마른오징어, 명란젓, 삼백초차, 연어알, 율무차, 장어 등을 먹으면 증상 완화에 도움이 된다.

3) 탈모증

탈모증은 머리카락이 한 부분 또는 전체적으로 빠지는 증상을 말하며, 원인에 따라 종류가 다양하다. 한정된 부분의 머리카락이 둥그렇게 빠지는 원형 탈모증, 비듬으로 인해 점차 성글어지는 비강성 탈모증, 이마나 정수리가 벗겨지는 장년성 탈모증 등이 있다. 외상, 화상, 종기로 인한 반흔성 탈모증과 열성 전염병, 당뇨병, 약물 중독 등에 의해 일시적으로 발생하는 증후성 탈모증도 있다.

원형 탈모증은 자율신경 장애, 알레르기 체질, 호르몬 이상 등이 원인으로 여겨지지만, 확립된 정설은 없다. 장년성 탈모증은 유전적 요인이 크며, 남성 호르몬 과다도 주요 원인으로 추측된다. 증후성 탈모증은 원인 질병이 치유되면 회복될 수 있으나, 반흔성 탈모증은 머리카락의 재생이 어렵다.

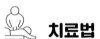 치료법

1. 포인트크롬 요법

① 소장 경락 후계혈(2)에 S극을, 전곡혈(2)에 N극을 붙인다.

② 방광 경락 지음혈(8)에 S극을, 위중혈(8)에 N극을 붙인다.

2. 수기요법

원형 탈모에는 마늘이나 생강즙을 두피에 바르고, 브러시로 두피를 자극하면 좋다.

3. 식품과 약재

검은 깨, 검정깨, 녹미채, 양파, 옥수수 기름, 적하수오차 등을 먹으면 증상 완화에 도움이 된다.

9장

호흡기계 질환

1. 호흡기의 역할과 질환의 주요 특징

호흡기는 폐를 비롯하여 기관지, 기관, 코 등으로 구성된 신체의 필수적인 기관이다. 이 기관들은 산소를 공급하고 신진대사를 통해 생성된 이산화탄소를 체외로 배출하여 생명 유지와 신체 기능 조절에 중요한 역할을 한다.

호흡기 질환은 감염, 알레르기, 환경적 요인 등으로 인해 발생하며, 감기, 기관지염, 천식, 폐렴 등이 대표적이다. 이러한 질환은 호흡곤란, 기침, 가래, 발열 등의 증상을 동반하며, 적절한 치료와 예방 관리가 필수적이다.

🧘 치료법

∙∙∙

1. 포인트크롬 요법

① 폐경락 어제혈(6)에 S극을, 태연혈(6)에 N극을 붙인다.
② 대장 경락 양계혈(7)에 N극을, 곡지혈(7)에 S극을 붙인다.

2. 수기요법

방광경의 폐유혈, 풍문혈을 지압을 시행하고, 척추 전반을 추마로 시술한다.

포인트크롬 반응 진단혈

감기
- 폐유혈: 제3흉추 등뼈의 좌우 1촌 5푼.
- 풍문혈: 제2흉추 등뼈의 좌우 1촌 5푼.

기관지염
- 폐유혈: 제3흉추 등뼈 가시돌기 아래서 좌우 1촌 5푼.

- 고방혈: 젖꼭지 위쪽 제1 갈비뼈 아래 우묵한 곳.

기관지 천식
- 폐유혈: 제3흉추 등뼈 아래서 좌우 1촌 5푼.
- 기호혈: 젖꼭지 위쪽 빗장뼈 아래 오목한 곳.

기관지확장
- 폐유혈: 제3 흉추 등뼈 아래서 좌우 1촌 5푼.
- 응창혈: 젖꼭지 위쪽 제3갈비뼈 아래 오목한 곳.

폐기종
- 폐유혈: 제3흉추 등뼈 아래서 좌우 1촌 5푼.
- 담천혈: 응창혈 바깥쪽으로 1촌 8푼.

폐결핵
- 폐유혈: 제3흉추 등뼈 아래서 좌우 1촌 5푼.
- 결핵혈: 제7경추 목뼈 아래서 좌우 3촌 5푼.

폐렴
- 폐유혈: 제3흉추 등뼈 아래서 좌우 1촌 5푼.
- 오리혈: 곡지혈 위쪽 3촌(대장경).

3. 식품과 약재

곤약, 다시마, 당근, 두부, 둥근 파, 마늘, 미나리, 미역, 무즙, 땅콩, 산마, 샐러리, 연근, 은행, 양배추, 조개, 참깨, 콩, 토마토 등을 먹으면 증상 완화에 도움이 된다.

1) 천식

천식은 갑작스러운 발작성 호흡 곤란을 특징으로 하며, 가슴 답답함과 숨 쉴 때 거북스러운 소리가 동반된다. 열은 없지만 맥박이 빨라지고, 발작은 수십 분에서 수일간 지속될 수 있다. 기관지에서 끈적한 점액이 나오기 시작하면 점차 회복되며, 몸속 점액이 충분히 배출되면 발작이 멎는다.

유전적 소인, 자율신경 이상, 호르몬 불균형, 알레르기 상태가 원인으로 여겨지지만 정설은 없다. 외인성 천식은 먼지, 음식, 꽃가루, 동물의 털 등 알레르기 물질에 의해 발생하며, 내인성 천식은 주로 환경적 요인이나 한랭에 의해 유발된다.

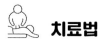 **치료법**

1. 포인트크롬 요법

처방 1

① 왼손 폐경락 열결혈(6)에 N극을, 오른발 신경락 조해혈(2)에 S극을 붙인다.

② 오른손 심포경의 내관혈(5)에 S극을, 왼발 비경락 공손혈(3)에 N극을 붙인다.

③ 유두 높이로 흉골 중앙 임맥 경락 전중혈(6)에 N극을 붙이고, 그 바로 뒤 등뼈 오목한 혈자리에 S극을 붙인다.

처방 2

방광 경락 폐유혈(8), 풍문혈(8), 심포 경락 내관혈(5)에 N극을 강하게 붙인다.

2. 수기요법

① 발작 시에는 방광 경락 폐유혈과 풍문혈, 임맥 경락 천돌혈, 폐 경락 척택혈과 협백혈을 가볍게 지압한다.

② 전신의 안마, 지압, 그리고 추마 시술을 통해 전신의 기혈 순환을 순환시킨다.

3. 식품과 약재

감길탕, 감자, 감초차, 곤약, 관동화차, 검정깨, 검정콩, 고미자차, 머위, 맥문동, 무, 배즙, 복숭아차, 비파차, 샐러리, 생강차, 시금치, 쑥갓, 유자차, 연근, 우엉, 오미자차, 양파, 진피차, 참마, 총백탕, 토란 등을 먹으면 증상 완화에 도움이 된다.

2) 감기

　감기는 '만병의 근원'으로 불리며, 콧물, 재채기와 같은 가벼운 코감기부터 독감(A형, B형) 같은 심각한 호흡기 질환까지 다양하게 나타난다. 가벼운 증상으로는 코막힘, 인후통, 목소리 변화, 재채기 등이 있으며, 심각한 경우에는 발열, 두통, 구토, 설사, 전신 통증을 동반할 수 있다.

　감기의 원인은 급격한 온도 변화, 면역력 약화, 바이러스나 세균 감염 등이 있다. 초기에 치료하지 않으면 기관지염, 폐렴 등 다른 질환으로 발전할 수 있다. 감기는 급성과 만성으로 나뉘며, 만성 감기는 장기적인 건강 문제를 초래할 수 있다.

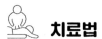 **치료법**

1. 포인트크롬 요법

① 신경락 조해혈(2)에 S극을, 폐경락 열결혈(6)에 N극을 붙인다.
② 폐경락 손목 근처의 태연혈(6)에 S극을 붙인다.
③ 좌우 폐경락 중부혈에 S극을, 그 아래 2cm에 N극을 붙인다.

④ 독맥 경락 대추혈(2)에 S극을 붙이고, 신경락 용천혈(2)에 N극을 붙인다.

2. 수기요법

① 열을 완화하는 방법은 독맥의 대추혈, 폐경락 소상혈, 그리고 귀의 이첨혈을 사혈하면 효과를 볼 수 있다.
② 대장경의 상양혈과 폐경락 척택혈, 협백혈을 지압하여 증상을 완화한다.
③ 전신 추마 요법을 시행하여 신체 저항력을 높이는 데 도움을 준다.

3. 식품과 약재

감초차, 관동화차, 도라지차, 마늘, 맥문동, 배즙, 복숭아차, 비파차, 생강차, 오미자차, 유자차, 인동차, 진피차, 총백탕, 호두차, 호박즙 등을 먹으면 증상 완화에 도움이 된다.

감기와 독감에 효과적인 약재

길경의 효능
길경은 도라지를 말하며, 맛이 쓰고, 약성이 중간 정도로 평(따뜻함과 차가움의 중간이라는 의미)하다. 인후가 붓는 것을 치료하며, 약기운을 끌고 상승하여 가슴이 막힌 것을 열어 주는 효능이 있다. 폐의 기운을 원활히 흐르게 하고, 가래를 제거하며, 고름을 배출하는 데 효과가 있다.

행인의 효능

행인은 살구씨를 말하며, 맛이 쓰고 약성이 따뜻하다. 가래를 제거하고 기침과 천식을 완화하며, 대장의 기운 순환을 도와 변비를 해소하는 데 효과적이다. 또한, 몸 안에서 치솟는 기운을 안정시키고 내려 균형을 회복하는 데 도움을 준다.

3) 기관지염

기관지염은 기관지 점막에 염증이 생겨 탄력성과 저항성이 약화되면서 다양한 장애를 일으키는 질환이다. 기관지에 염증이 생기면 가래가 쉽게 차고, 폐포 손상으로 인해 폐의 가스 교환 기능이 저하될 수 있다. 또한, 심한 경우 심장 기능에도 영향을 미칠 수 있다.

급성 기관지염은 오한과 발열, 끊임없는 기침과 점점 늘어나는 가래가 특징이며, 가슴 통증이 나타날 수 있다. 만성 기관지염은 잦은 기침과 잔기침이 지속되며, 가벼운 미열이 동반되기도 한다.

바이러스와 세균 감염이 주요 원인이며, 감기 이후에 발생하거나 급성에서 만성으로 이행할 수 있다. 또한 처음부터 만성 기관지염으로 발병하는 경우도 많다.

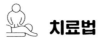
치료법

1. 포인트크롬 요법

① 폐경락 어제혈(6)에 S극을, 태연혈(6)에 N극을 붙인다.
② 위경락 여태혈(6)에 N극을, 함곡혈(6)에 S극을 붙인다.

③ 대장 경락 양계혈(7)에 N극을, 곡지혈(7)에 S극을 붙인다.

④ 신경락 복류혈(2)에 N극을, 태계혈(2)에 S극을 붙인다.

⑤ 소장 경락 후계혈(2)에 S극을, 전곡혈(2)에 N극을 붙인다.

2. 수기요법

방광경 경락 폐유혈, 풍문혈을 지압과 추마를 시술한다.

3. 식품과 약재

도라지, 구기자 잎, 무즙과 엿, 연근 등을 먹으면 증상 완화에 도움
이 된다.

포인트크롬 요법 강론

4) 폐결핵

폐결핵은 결핵균(Mycobacterium tuberculosis)에 의해 발생하는 전염성 질환으로, 주로 폐를 감염시키지만 다른 장기로도 퍼질 수 있다. 초기 증상으로는 피로감, 열감, 기침, 가래, 체중 감소가 나타나며, 심한 경우에는 객혈이 동반될 수 있다.

진단은 흉부 X-선 검사와 객담 검사를 통해 이루어지며, 치료는 항결핵제를 사용하는 약물 치료가 기본이다. 최소 6개월 이상의 규칙적인 약물 복용이 필요하며, 치료를 중단하거나 불규칙적으로 복용할 경우 결핵균 내성이 생길 위험이 높아진다. 폐결핵은 적절한 치료로 완치가 가능하다.

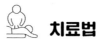 치료법

1. 포인트크롬 요법

① 폐경락 어제혈(6)에 S극을, 태연혈(6)에 N극을 붙인다.
② 위경락 여태혈(6)에 N극을, 함곡혈(6)에 S극을 붙인다.
③ 소장 경락 후계혈(2)에 S극을, 전곡혈(2)에 N극을 붙인다.

④ 대장 경락 양계혈(7)에 N극을, 곡지혈(7)에 S극을 붙인다.

⑤ 신경락 복류혈(2)에 N극을, 태계혈(2)에 S극을 붙인다.

2. 수기요법

① 방광 경락 폐유혈, 풍문혈을 지압한다.

② 대장 경락 상양혈, 폐경락 척택혈, 협백혈을 지압한다.

③ 전신 추마 요법으로 신체의 저항력을 높이는 시술을 한다.

3. 식품과 약재

검정콩, 곤약, 당근, 두부, 메뚜기, 마늘, 미꾸라지(전체식), 미나리, 미역, 무, 사과, 샐러리, 양배추, 양파, 연근, 은행, 율무, 청국장, 참깨, 조개, 토마토, 파, 해삼 등을 먹으면 증상 완화에 도움이 된다.

수승화강의 원리

수승화강(水昇火降)은 동양의학에서 인체 내부 기운 순환을 설명하는 원리로, 배꼽을 중심으로 윗부분은 불의 성질인 태양 기운이 내려오고, 아랫부분은 물의 성질인 서늘한 기운이 올라와 음양의 균형을 이루는 상태를 말한다. 이 기운은 머리의 독맥경 백회혈과 발바닥 족소음신경 용천혈을 통해 순환하며, 체온을 조절하고 음양의 균형을 맞추는 역할을 한다.

심장은 화(火)의 기운을, 신장은 수(水)의 기운을 가지고 있으며, 수의 기운은 심장을 윤택하게 하고 화의 기운은 신장을 조율하면서 건강을 유지한다. 이를 수승화강 또는 심신상교(心腎相交)라고 한다. 하지만 임맥 경락이 막히면 저혈압, 수족냉증, 관절통 등이 생길 수 있고, 위쪽 경직은 고혈압, 두통, 소화불량을 유발할 수 있다.

복부 경직은 스트레스, 과식, 냉증 등 다양한 요인에 의해 발생하며, 내장 기능과 기운 흐름에 큰 영향을 준다. 특히 명치와 상복부는 태양신경총으로 감정에 민감한 부위로, 경직되면 기운 순환 장애와 만성 피로, 혈압 이상 등의 문제가 나타날 수 있다.

연운(年運)에 따른 인체의 건강과 작용

10간과 12지는 연운(年運)의 기운 변화에 따라 인체와 자연의 순환에 영향을 준다고 보는 동양의학적 개념이다. 10천간은 10년 주기로 태과와 불급의 상태를 반복하며, 태과년에는 지구 환경과 건강에 주의가 필요하다. 특히, 천간은 2년마다 상극으로 태과년이 돌아오므로 이를 인지하고 대비하면 건강을 유지할 수 있다.

갑진년을 예로 들면, 천간의 태과로 인해 습한 기운이 지배적이며, 상반기에는 태양한수의 기운, 하반기에는 태음습토의 기운이 강하게 작용해 인체와 지구에 큰 영향을 줄 수 있다. 이러한 주기적 변화는 건강 관리에 있어서도 중요한 요소로 작용한다.

태과와 불급의 기운에 따라 신체 균형을 유지하고, 환경 변화에 대비해 건강을 관리하는 것이 중요하다. 기운의 흐름과 주기를 파악하면 신체와 환경 간의 조화를 이루어 건강한 삶을 살 수 있다.

갑자~갑술년: 토기의 과다와 건강 및 환경적 영향

갑자, 갑인, 갑진, 갑오, 갑신, 갑술년에는 토성이 지구와 가까워지고, 극이 되는 수성은 지구와 멀어져 지구가 토기로 인해 습한 기운에 가득 차게 된다. 새토의 과다로 인해 비가 자주 오고 공기가 습한 상태가 지속된다. 신수(콩팥)가 토극수의 영향을 받아 항시 불쾌감을 느낄 수 있다. 이에 따라 발에 힘이 없고, 발바닥 통증 및 팔과 다리의 움직임 장애를 호소하게 된다.

토기의 습한 기운은 췌장과 위장이 약한 사람에게 반작용을 일으켜 병이 심해질 가능성이 크다. 한편, 지구에서는 토의 기운이 강해져 관련 동식물이 과잉 생산되는 반면, 약화된 수의 기운으로 인해 수와 관련된 동식물의 생산이 줄어들 수 있다.

 치료법

1. 포인트크롤 요법

태백, 태계 사법, 경거, 복류 보법

2. 식품과 약재

단맛이 있는 식품(토): 비장과 위장에 영양을 주는 식품

- 과일: 감, 대추, 참외, 호박
- 곡식: 기장쌀, 피쌀
- 근과: 고구마, 연근, 칡뿌리
- 육류: 물의 위장, 비장, 쇠고기, 췌장, 토끼고기?
- 조미료: 꿀, 마가린, 버터, 설탕, 식혜, 엿, 엿기름, 잼, 포도당, 우유
- 차류: 구기자차, 대추차, 두충차, 식혜, 인삼차, 칡차
- 채소: 고구마 줄기, 마, 미나리, 시금치
- 약초: 감초, 갈근, 구기자, 당귀, 맥문동, 숙지황, 연육, 진피, 창출, 천문동, 토사자, 황기, 황정

짠맛이 있는 식품(수): 신장과 방광에 영양을 주는 식품

- 과일: 밤, 수박
- 곡식: 콩, 서목태(쥐눈이콩)
- 근과: 마
- 육류: 돼지고기
- 젓갈류: 기타 젓갈류, 명란젓, 새우젓, 조개젓
- 차류: 두유, 두향차
- 약초: 망초, 파고지
- 해조류: 김, 다시마, 미역, 파래, 해초류

포인트크롬 요법 강론

을축~을해년: 금 기운의 부족과 건강 및 환경적 영향

을축, 을묘, 을사, 을미, 을유, 을해년은 동양의학에서 새금이 불급, 즉 금의 기운이 부족하게 되어 염화가 성행하는 해로 해석된다. 이로 인해 화극금의 기운이 나타나며, 신체적으로 어깨와 등이 뻐근하거나 무겁게 느껴지는 증상을 경험할 수 있다. 동시에 콧물이 흐르고, 재채기가 빈번히 발생하며, 기침과 숨 가쁨이 동반될 수 있다. 이러한 증상은 심화될 경우 목에서 출혈이 나타나는 상황까지 이어질 수 있다.

육을지년의 환경적 특성은 신체에 직접적인 영향을 미치며, 특히 폐와 관련된 증상이 나타날 수 있다. 따라서 이 시기에는 체내 기운을 조화롭게 유지하고, 금의 부족을 보완할 수 있는 건강 관리와 예방에 힘써야 한다.

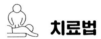 **치료법**

1. 포인트크롬 요법

족삼리, 곡지 보법, 족임읍, 후계 사법

2. 식품과 약재

매운맛이 있는 식품(금): 폐장과 대장에 영양을 주는 식품

- 과일: 배, 복숭아
- 곡식: 율무, 현미
- 육류: 동물의 허파, 말고기
- 조미료: 고추, 고추장, 겨자, 계피, 박하, 생강, 와사비, 용뇌, 정향, 후추
- 차류: 수정과, 생강차, 율무차
- 채소: 달래, 마늘, 무, 배추, 양파, 파
- 약초: 건칠, 곽향, 마황, 말린 생강, 부자, 부평, 백두구, 백계자, 백지, 반하, 세신, 음양곽, 익지인, 양강, 용뇌, 육두

병자~병술년: 수기의 과다와 건강 및 환경적 영향

병자, 병인, 병진, 병오, 병신, 병술년은 동양의학에서 세수가 태과하여 수성은 지구와 가까워지고, 극이 되는 화성은 지구와 멀어져 수기의 기운이 지구에 강하게 작용하는 시기로 해석된다. 이로 인해 신장과 방광이 약한 사람은 반작용이 지나쳐 해당 장기의 병이 심화될 수 있다.

수기의 영향으로 동식물 중 수와 연관된 동식물은 과잉 생산되지만, 화의 기운을 받는 동식물은 생산이 감소하는 환경적 변화가 일어난다. 또한 한기가 유행하며 심화가 수극화의 영향을 받아 몸에 열이

나고, 심장이 균형을 잃고 불안정해지며, 궐음경 부위에 찬기가 느껴지고 헛소리를 하는 증상이 나타날 수 있다. 가슴 통증과 기침, 외부 자극 없이 땀이 나는 증상이 동반되며, 특히 밤중에 이러한 증상이 더욱 심화될 수 있다.

치료법

1. 포인트크롬 요법

음곡, 소해 사법, 대돈, 소충 보법

2. 식품과 약재

짠맛이 있는 식품(수): 신장과 방광에 영양을 주는 식품
- 근과류: 마
- 과일: 밤, 수박
- 식품: 서목태(쥐눈이콩), 콩, 콩떡잎, 돼지고기, 간장, 된장, 두부, 소금
- 약재: 망초, 모려분, 소목, 파고지

- 젓갈류: 기타 젓갈류, 명란젓, 새우젓, 조개젓
- 차류: 두유, 두향차
- 해조류: 김, 다시마, 미역, 파래, 해초류

떫은맛이 있는 식품(상화): 심포와 삼초에 영양을 주는 식품
- 곡식: 녹두, 옥수수, 조
- 과일: 가지, 바나나, 오이
- 근과: 감자, 당근, 토란, 죽순
- 차류: 덩굴차, 로얄젤리, 알로에, 코코아
- 육류: 꿩고기, 양고기, 오리고기
- 채소: 고사리, 무, 송이버섯, 아욱, 양배추, 우엉, 콩나물, 토마토
- 약초: 백복령, 백복신, 시호, 오배자, 오수유, 저령, 토복령, 하고 초, 향부자, 현삼, 황매목

쓴맛이 있는 식품(화): 심장과 소장에 영양을 주는 식품
- 곡식: 수수
- 과일: 자몽, 살구, 은행
- 근과: 더덕, 도라지
- 조미료: 면실유, 짜장
- 차류: 작설차, 초콜릿, 쑥차, 커피, 영지차, 홍차
- 채소: 각종 산나물, 고들빼기, 근대, 냉이, 상추, 샐러리, 씀바귀, 쑥, 쑥갓, 영지, 익모초, 풋고추, 취나물
- 약초: 고삼, 길경, 단삼, 대황, 연, 연교, 여정, 익모초, 인진, 자 초, 지각, 지모, 지실, 초용담, 측백, 후박, 황금, 황백, 황연, 삼

능, 사삼, 우슬

정축~정해년: 세목 불급과 조화 성행이 건강에 미치는 영향

정축, 정묘, 정사, 정미, 정유, 정해년은 동양의학에서 세목(木)이 불급하여 조(火)가 성행하는 시기로 해석된다. 이러한 기운의 변화는 금극목(金克木)의 현상을 초래하며, 신체적으로는 간과 담(간담목)에 영향을 미치는 여러 증상이 발생할 수 있다.

대표적인 증상으로는 협늑(갈빗대)의 당김, 아랫배 통증, 장명(창자에서 나는 소리)과 함께 설사가 동반되는 일이 잦다. 또한, 간담목의 불균형은 소화기와 관련된 증상을 악화시키고, 체내 에너지 순환에도 영향을 미칠 수 있다.

이 시기에는 적절한 식이와 생활 관리가 필요하며, 금과 목의 균형을 유지하는 것이 중요하다. 예를 들어, 금의 기운을 적절히 조절하는 음식을 섭취하고, 간담을 강화하는 한약재를 활용하는 것이 도움이 될 수 있다. 또한, 스트레스 관리와 규칙적인 운동으로 신체의 순환을 개선하는 것이 도움이 된다.

치료법

1. 포인트크롬 요법

이간, 통곡 보법, 상양 사법

2. 식품과 약재

신맛이 있는 식품(목): 간장과 담낭에 영양을 주는 식품
- 과일: 꽈리, 귤, 딸기, 매실, 모과, 사과, 앵두, 유자, 포도
- 견과류: 땅콩, 잣, 호두
- 곡식: 강낭콩, 귀리, 동부, 메밀, 밀, 보리, 완두콩, 팥
- 육류: 닭고기
- 조미료: 들깨, 들기름, 참깨, 참기름
- 차류: 들깨차, 땅콩차, 오미자차, 유자차
- 채소: 깻잎, 부추, 신 김치, 신 동치미
- 약초: 꽈리, 산수유, 산조인, 오미자, 오배자, 작약, 청대

무자~무술년: 세화 태과와 건강 및 환경에 미치는 영향

무자, 무인, 무진, 무오, 무신, 무술년은 동양의학에서 세화(火)가 태과하여 화성(火星)은 지구에 가까워지고, 금성(金星)은 지구에서 멀어지는 시기로 해석된다. 이로 인해 지구는 화기(火氣)로 가득 차게 되고, 화기의 뜨거운 성질은 심장(心)과 소장(小腸)이 약한 사람에게 병증 악화를 초래할 가능성이 있다.

심장과 소장의 관련 증상으로는 불규칙한 심박, 소화장애, 혈액순환 문제 등이 나타날 수 있으며, 폐금(肺金)이 화극금(火克金)의 영향으로 학질, 숨쉬기 어려움, 기침, 객혈, 열, 뼛속 통증 등을 호소하는 경우가 있다.

화기의 강한 영향은 동식물에도 변화를 주어, 화기와 연관된 동식물의 과잉 생산을 유발하고, 금의 성질을 가진 동식물 생산은 감소될 수 있다. 화기의 과도함을 완화하려면 음양 조화와 폐금을 강화하고, 심장을 보호하는 식단과 체온 조절, 환경 관리가 필수적이다.

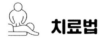 치료법

1. 포인트크롬 요법

소해, 척택 보법, 소부, 어제 사법

2. 식품과 약재

떫은맛이 있는 식품(상화): 심포, 삼초에 영양을 주는 식품
- 과일: 바나나
- 곡식: 옥수수, 녹두, 조
- 근과: 각종 감자, 토란, 죽순, 당근
- 육류: 양고기, 오리고기, 꿩고기
- 채소: 콩나물, 고사리, 양배추, 우엉, 송이버섯, 무, 아욱, 오이, 가지, 토마토
- 차류: 코코아, 로얄제리, 덩굴차, 알로에
- 약초: 시호, 향부자, 현삼, 황매목, 토복령, 백복령, 백복신, 오배자, 오수유, 하고초, 저령

쓴맛이 있는 식품(화): 심장과 소장에 영양을 주는 식품
- 과일: 살구, 자몽
- 곡식: 수수
- 근과: 더덕, 도라지
- 조미료: 짜장, 면실유
- 차류: 홍차, 작설차, 커피, 초콜릿, 영지차, 쑥차
- 채소: 풋고추, 근대, 냉이, 상추, 쑥갓, 샐러리, 쑥, 씀바귀, 고들빼기, 취나물, 영지, 각종 산나물, 익모초

포인트크롬 요법 강론

- 약초: 자초, 황금, 초용담, 연교, 대황, 황백, 지각, 지실, 여정, 후박, 측백, 길경, 지모, 단삼, 황연, 연, 고삼, 삼능, 인진, 익모초, 우슬, 사삼

매운맛이 있는 식품(금): 폐장과 대장에 영양을 주는 식품
- 과일: 배, 복숭아
- 곡식: 현미, 율무
- 근과: 양파
- 육류: 말고기
- 조미료: 박하, 고추, 후추, 생강, 고추장, 겨자, 와사비
- 차류: 생강차, 율무차, 수정과
- 채소: 파, 마늘, 달래, 양파, 무, 배추
- 약초: 부평, 천마, 세신, 백지, 초과, 육두구, 백두구, 곽향, 형개, 박하, 계피, 용뇌, 정향, 마황, 부자, 반하, 백계자, 말린 생강, 건칠, 음양곽, 익지인, 홍화, 양강, 천궁

기축~기해년: 세토 불급과 풍기의 성행이 건강에 미치는 영향

기축, 기묘, 기사, 기미, 기유, 기해년은 동양의학에서 세토(土)가 불급하여 풍기(風氣)가 자주 발생하는 해로 해석된다. 이러한 목극토(木克土)의 현상은 신체의 소화기와 관련된 문제를 초래하며, 음식을 제대로 소화하지 못한 채 설사를 하는 손설(飱食手泄)의 증상이 나타날 수 있다.

주요 증상으로는 곽난(霍亂: 급성 위장병)으로 인해 배가 심하게 아프고, 몸이 무겁게 느껴지며, 불안과 초조한 감정이 수반될 수 있다. 또한, 토기의 부족은 전반적인 신체 균형을 약화시키고, 풍기가 지나치게 강해지면 에너지의 흐름이 불균형해져 피로와 무기력함을 느낄 가능성이 높다.

이 시기에는 소화기 건강을 강화하고 토기의 불균형을 보완할 수 있는 식단과 건강 관리를 실천하는 것이 중요하다. 예를 들어, 토기의 기운을 돕는 음식을 섭취하거나 풍기의 과다를 완화시키는 약초와 치료법을 활용하는 것이 권장된다. 또한, 긴장과 스트레스를 줄이는 생활 습관이 증상 완화에 도움을 줄 수 있다.

 치료법

1. 포인트크롬 요법

양계, 해계 보법, 속골, 족임읍 사법

2. 식품과 약재

단맛이 있는 식품(토): 비장과 위장에 영양을 주는 식품

- 곡식: 기장쌀, 피쌀
- 과일: 감, 대추, 참외, 호박
- 야채: 고구마 줄기, 마, 미나리, 시금치
- 육류: 쇠고기, 토끼고기
- 조미료: 꿀, 마가린, 버터, 설탕, 엿, 엿기름, 잼, 포도당
- 근과: 고구마, 연근, 칡뿌리
- 차류: 구기자차, 두충차, 대추차, 인삼차, 칡차
- 약초: 감초, 갈근, 구기자, 당귀, 맥문동, 숙지황, 연육, 진피, 창출, 천문동, 토사자, 황기, 황정

경자~경술년: 금기의 태과와 건강 및 환경에 미치는 영향

경자, 경인, 경진, 경오, 경신, 경술년은 동양의학에서 세금(金)이 태과하여 금성(金星)이 지구와 가까워지며, 목성이 지구로부터 더 멀어지는 시기로 풀이된다. 이로 인해 지구는 금기(金氣)로 가득 차게 된다. 이러한 기운은 사람과 환경에 다양한 영향을 미친다.

사람의 경우 금의 건조한 기운으로 인해 폐장(肺臟)과 대장(大腸)이 약한 이들은 반작용이 지나쳐 해당 장기의 병이 악화될 가능성이 있다. 이로 인해 호흡 곤란, 변비, 대장염과 같은 증상이 심화되거나 새롭게 발생할 수 있다.

지구의 환경에서는 금의 기운과 연관된 동식물의 출산과 성장이 활발해져 과잉 생산되는 일이 빈번하다. 반면, 목(木)의 성질을 가진

동식물은 금극목(金克木)의 영향을 받아 생산이 감소하는 현상을 겪게 된다. 이러한 불균형은 생태계 전반에 부정적인 영향을 미칠 수 있다.

또한, 조기(燥氣: 건조한 기운)가 성행함에 따라 간목(肝木)이 금극목의 영향을 받아 간과 관련된 증상들이 나타날 수 있다. 대표적으로는 옆구리와 갈비뼈 부위의 통증, 아랫배 통증, 귀 먹먹함, 눈의 충혈, 종아리의 심한 통증 등이 관찰될 수 있다.

이를 완화하고 예방하기 위해서는 폐장과 대장을 보호하며 간의 기운을 조화롭게 유지하는 것이 중요하다. 금기의 건조함을 완화하는 음식을 섭취하고, 간목을 강화하거나 보호하는 한약재를 활용하는 것이 유익하다. 또한, 습도를 적절히 유지하고, 스트레스를 줄이며 규칙적인 운동을 통해 신체 균형을 유지하는 것이 바람직하다.

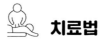 **치료법**

1. 포인트크롬 요법

양계, 해계 보법, 지음, 족규음 사법

2. 식품과 약재

매운맛이 있는 식품(금): 폐장과 대장에 영양을 주는 식품

- 과일: 배, 복숭아
- 곡식: 율무, 현미
- 근과: 양파
- 육류: 말고기
- 조미료: 고추, 고추장, 겨자, 계피, 박하, 생강, 와사비, 용뇌, 정향, 후추
- 차류: 생강차, 수정과, 율무차
- 채소: 달래, 마늘, 무, 배추, 양파, 파
- 약초: 건칠, 곽향, 마황, 말린 생강, 박하, 부자, 부평, 백두구, 백계자, 백지, 반하, 세신, 음양곽, 익지인, 양강, 육두구, 천궁, 천마, 초과, 홍화, 형개

신맛이 있는 식품(목): 간장과 담낭에 영양을 주는 식품

- 과일: 꽈리, 귤, 딸기, 매실, 모과, 사과, 앵두, 유자, 포도
- 견과류: 들깨, 잣, 참깨, 호두
- 곡식: 강낭콩, 귀리, 동부, 메밀, 밀, 보리, 완두콩, 팥
- 근과: 땅콩
- 육류: 개고기, 닭고기
- 조미료: 들기름, 참기름
- 차류: 들깨차, 땅콩차, 오미자차, 유자차
- 채소: 깻잎, 부추, 신 김치, 신 동치미

- 약초: 꽈리, 산조인, 오미자, 오배자, 작약, 청대

신축~신해년: 세수 불급과 습기의 성행이 건강에 미치는 영향

신축, 신묘, 신사, 신미, 신유, 신해년은 동양의학에서 세수(水)가 불급하여 습기(濕氣)가 성행하는 시기로 해석된다. 이러한 상황은 토극수(土克水)가 작용하여 신체의 수기(水氣)와 토기(土氣) 간 균형이 무너지면서 다양한 병증이 나타날 수 있다.

주요 증상으로는 몸이 붓고(부종), 무거운 느낌을 호소하며, 오줌이 절로 나오거나 배뇨 장애가 발생할 수 있다. 또한, 다리에 힘이 없거나(족위), 다리가 무겁고 아픈 증상도 자주 나타난다. 이러한 증상들은 주로 신장(腎臟)과 방광(膀胱)의 기능 저하와 관련이 있으며, 비장(脾臟)과도 깊은 연관이 있다.

습기가 지나치게 많아지면 몸의 순환이 제대로 이루어지지 않아 기운이 떨어지고, 피로와 무기함이 심해질 수 있다. 또한 관절과 근육에 영향을 주어 통증이 생기거나 움직임이 둔해질 수 있다.

이를 완화하려면 습기를 조절하고 신장과 비장을 보호하는 것이 중요하다. 소화에 부담을 주지 않는 음식을 섭취하고, 토기를 튼튼하게 하는 운동을 병행하면 몸의 순환 개선에 도움이 된다. 또한, 한약재나 약초를 활용해 습기를 줄이고 토극수로 인한 불균형을 바로잡는 것도 효과적이다.

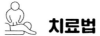 **치료법**

1. 포인트크롬 요법

경거, 복류 보법, 태백, 태연 사법

2. 식품과 약재

짠맛이 있는 식품(수): 신장과 방광에 영양을 주는 식품

- 과일: 밤, 수박
- 곡식: 서목태(쥐눈이콩), 콩
- 근과: 마
- 육류: 돼지고기
- 젓갈류: 기타 젓갈류, 명란젓, 새우젓, 조개젓
- 조미료: 간장, 된장, 두부, 소금
- 차류: 두향차
- 해초류: 김, 다시마, 미역, 파래, 해초류
- 약초: 망초, 모려분, 소목, 파고지

임자~임술년: 세목 태과와 풍기의 성행이 건강과 환경에 미치는 영향

임자, 임인, 임진, 임오, 임신, 임술년은 동양의학에서 목기(木氣)가 강해지는 시기로, 목성(木星)이 지구에 가까워지고 토성(土星)은 멀어지는 시기로 해석된다. 이로 인해 지구는 목기(木氣)로 가득 차게 되고, 목기의 강한 바람은 간장(肝臟)과 담낭(膽囊)에 직접적인 영향을 미친다.

간과 담이 약한 사람은 이러한 영향을 더 크게 받을 수 있어 간 기능 저하, 담석증, 옆구리와 복부 통증 같은 증상이 나타날 가능성이 크다. 또한, 목기의 과잉으로 인해 목기와 관련된 동식물의 출산과 성장이 활발해지며 과잉 생산이 이루어지는 환경적 변화가 생길 수 있다. 반대로, 토(土)의 속성을 가진 동식물은 목기의 억압을 받아 생산량이 줄어드는 불균형을 겪게 된다.

이와 함께 풍기(風氣)가 강해지면서 소화기에 문제가 생길 수 있다. 예를 들어, 소화불량으로 인한 설사, 식욕 부진, 몸이 무거운 느낌, 열감, 불안, 장명(腸鳴: 장의 움직임으로 인해 발생하는 소리), 옆구리와 복부의 통증 등이 나타날 수 있다.

이러한 영향을 완화하고 간과 담을 보호하며 소화기를 건강하게 유지하려면 음양 조화를 고려한 식단과 한약재를 활용하는 것이 도움이 된다. 목기의 기운을 안정시키는 음식을 섭취하고, 바람과 습기를 조절하면 신체의 균형을 유지하고 증상의 악화를 예방할 수 있다.

포인트크롬 요법 강론

🧘 치료법

1. 포인트크롬 요법

족규음, 지음 사법, 해계, 양계 보법

2. 식품과 약재

신맛이 있는 식품(목): 간장과 담낭에 영양을 주는 식품
- 곡식: 강낭콩, 귀리, 동부, 메밀, 밀, 보리, 완두콩, 팥
- 과일: 귤, 꽈리, 딸기, 매실, 모과, 사과, 앵두, 유자, 포도
- 견과류: 잣, 호두
- 근과: 땅콩
- 육류: 닭고기
- 조미료: 들기름, 참기름
- 차류: 들깨차, 땅콩차, 오미자차, 유자차
- 채소: 깻잎, 부추, 신 김치, 신 동치미
- 약초: 꽈리, 산수유, 산조인, 오미자, 오배자, 작약, 청대

단맛이 있는 식품(토): 비장과 위장에 영양을 주는 식품
- 곡식: 기장쌀, 피쌀

- 과일: 감, 대추, 참외, 호박
- 근과: 고구마, 마, 연근, 칡뿌리
- 육류: 쇠고기, 토끼고기
- 조미료: 꿀, 마가린, 버터, 설탕, 엿기름, 우유
- 차류: 구기자차, 대추차, 두충차, 인삼차, 칡차
- 채소: 고구마 줄기, 미나리, 시금치
- 약초: 감초, 갈근, 구기자, 당귀, 맥문동, 숙지황, 창출, 천문동, 토사자, 황기, 황정, 진피, 죽여

계축~계해년: 세화 불급과 한기의 성행이 건강에 미치는 영향

계축, 계묘, 계사, 계미, 계유, 계해년은 동양의학에서 세화(火)가 불급하여 한기(寒氣)가 성행하는 시기로 해석된다. 이러한 한기와 수극화(水克火)의 현상은 신체에 광범위한 영향을 미치며, 특히 심장과 순환계에 부담을 준다.

대표적인 증상으로는 가슴, 배, 옆구리, 어깨, 양팔에 통증이 발생하며, 기분이 우울하거나 어지럽고 불안감을 느낀다. 심한 경우 일시적인 정신 혼미가 나타나며, 가슴 밑 통증과 같은 증상을 호소한다. 이는 한기의 과잉으로 인한 혈액 순환 장애와 에너지 흐름의 불균형에서 기인한다.

한기가 강한 환경에서는 몸의 체온을 유지하기가 쉽지 않아 면역력이 떨어지고 정신적인 스트레스가 악화될 수 있다. 한기의 영향을 줄이기 위해 체온 유지와 적절한 음식 섭취가 중요하며, 심장과 순환

포인트크롬 요법 강론

계를 보호하는 건강 관리가 필요하다.

예방과 치료를 위해 따뜻한 성질의 음식을 섭취하고, 한기를 완화하는 한약재를 활용하며, 규칙적인 운동으로 체내 기운 흐름을 개선해야 한다. 정신적인 안정을 위해 스트레스를 효과적으로 관리하고, 주변의 온도와 습도를 조절하여 한기의 영향을 줄일 필요가 있다.

 치료법

1. 포인트크롬 요법

대돈, 소충 보법, 척택, 복류 사법

2. 식품과 약재

떫은맛이 있는 식품(상화): 심포와 삼초에 영양을 주는 식품
- 곡식: 녹두, 옥수수, 조
- 과일: 바나나
- 근과: 감자, 당근, 토란, 죽순
- 육류: 꿩고기, 양고기, 오리고기

- 조미료: 덩굴차, 알로에
- 차류: 덩굴차, 알로에
- 채소: 가지, 고사리, 콩나물, 양배추, 아욱, 오이, 우무, 우엉, 송이버섯, 토마토
- 약초: 고백반, 백복령, 백복신, 시호, 오배자, 오수유, 하고초, 향부자, 현삼, 토복령

쓴맛이 있는 식품(화): 심장과 소장에 영양을 주는 식품

- 곡식: 수수
- 과일: 살구, 자몽, 은행
- 근과: 도라지, 더덕
- 조미료: 면실유
- 차류: 작설차, 커피, 영지차, 쑥차, 홍차
- 채소: 각종 산나물, 고들빼기, 근대, 냉이, 상추, 샐러리, 씀바귀, 쑥, 쑥갓, 영지, 취나물, 풋고추
- 약초: 고삼, 길경, 단삼, 대황, 연교, 여정, 측백, 후박, 황금, 황백, 황연, 자초, 초용담, 삼능, 사삼, 익모초, 인진, 우슬

- 고광석, 『경혈지압과 척추교정요법전서』, 청문사, 1982
- 구도 치아키, 『신경 청소 혁명』, 비타북스, 2017
- 김춘식, 『오행생식요법』, 유림, 1992
- 김현수, 『21세기에도 통하는 민간요법: 내 병은 내가 고친다』, 팜파스, 2005
- 남세희, 『통증홈트: 목, 어깨』, 중앙북스, 2017
- 남세희, 『통증홈트: 허리』, 중앙북스, 2017
- 문교훈, 『8초 만에 통증 리셋』, 다산라이프, 2022
- 박종관, 『실용 지압치료법』, 서림문화사, 2019
- 박주홍, 『대한민국 한 양방 건강보감』, 김영사, 2007
- 박용규, 『주역에서 침술까지』, 태웅출판사, 2008
- 백남철, 『오운육기학: 이론과 실제』, 한림의학사, 1979
- 신재용, 『약이 되고 궁합 맞는 음식 동의보감』, 학원사, 2006
- 오사카베 타다카즈, 『10엔+1엔 건강법: 초 11엔 스트레이트 요법 완전 보존판』, 메타모르 출판, 1991
- 오사카베 타다카즈, 『11엔 요법』, 하트 출판, 1991
- 이동현, 『기와 사랑의 약손요법』, 정신세계사, 2000

- 이병국, 『자석치료법』, 현대침구원, 1988
- 이병국, 『이병국 교수의 사암오행침 비방』, 침코리아, 1990
- 이복동, 『근육과 통증』, 정담, 2003
- 이재복, 『파워 침요법』, 덕산, 1995
- 이기수, 『증상으로 아는 돋보기 건강학』, 열린책들, 1995
- 장민제, 『8초만 누르면 통증이 사라진다!』, 비타북스, 2015
- 전수길, 『내 몸에 흐르는 기를 찾아서』, 명상, 1999
- 정길산, 『신비의 혈도요법』, 금강출판사, 1988
- 정세연, 『음식을 약으로 바꾸는 식치의 기적』, 라의눈, 2016
- 조영암, 『완치, 당뇨일기』, 우리출판사, 1992
- 주인용, 『포인트크롬 요법』, 북랩, 2019
- 칼 오레이(지은이), 박선령(옮긴이), 『식초: 자연이 준 기적의 물』, 웅진씽크빅, 2006
- 코이데 토모히로, 『근막 스트레칭』, 도어북, 2017
- 홍태수, 『기적의 추마요법』, 청림출판, 2005